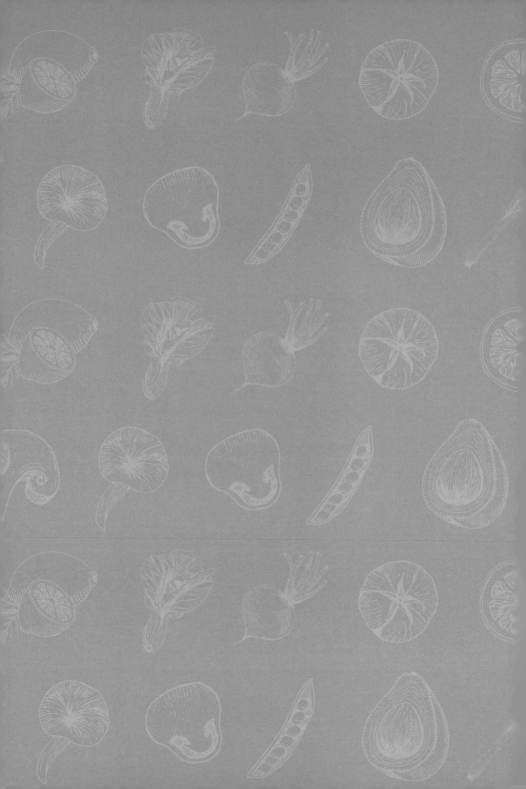

神奇
Vegetables

植化素飲食法

不用斷食、不用斷醣，吃出健康好體質

蔬食力：植化素圖解美味百科，讓蔬果成為我們餐桌上的日常料理《暢銷再版新封面版》

作者／宮澤陽夫

翻譯／張佳懿

目錄 Contents

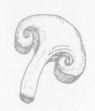

前言——飲食決定你的體質　06

Chapter 1　攝取植化素的好處　15

引發老化與疾病的真兇是「活性氧」！　16

活性氧對身體的損害只是遲早的事　21

也許身體正逐漸退化中？！　23

活性氧在搞鬼？！別輕忽身體的小變化　24

藉由健康的蔬果賦予身體植化素吧！　29

Chapter 2　蔬果野菜愛好者的美麗飲食祕訣　31

名模瘦身美肌秘密─傾聽身體的聲音　33

蔬果是最天然的「營養品」　37

蔬果愛好者的早餐分享　40

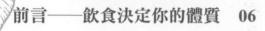

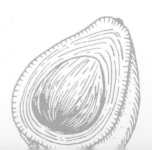

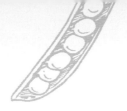

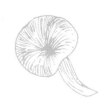

Chapter 3 蔬菜水果好營養，給你滿滿的超級能量　45

滿滿的植化素，讓身心更快樂　47

蔬菜水果的超級能量　49

蔬菜水果圖鑑　70

能夠對抗身體小毛病的「植化素」！　74

將蔬果變身為佐料或飲品！　78

Chapter 4 有機、天然食品令人感到安心與幸福　83

在我們將蔬果完整吃下肚前，必需要好好瞭解的事！　84

食用有機食品的優點　86

有機食品令人安心的理由　88

有機蔬果是這樣產生的！　90

女性最想瞭解的「飲食危機」　92

驗證有機蔬菜的「生命力」　94

洛杉磯的有機生活　96

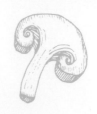

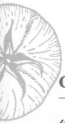

Chapter 5 孕育美味蔬果的有機農法先驅者　109

從土壤到產品，絕不妥協　110

在「有機」一詞誕生前，就已著手實踐有機農法！　113

健康的土壤與蔬菜，賦予人們生存最大的力量　116

想要種出健康美味的蔬菜，土壤健康與否是最大關鍵　118

芽菜類的種植達人，挑戰有機栽培法　122

Chapter 6 給你滿滿的植化素！
　　　　　讓我們變美變健康的繽紛食譜　127

動手做營養蔬果果昔！　128

Salad 輕爽美味沙拉　131

Soup 吸收滿滿營養的湯品　135

Steam 健康蒸煮料理　139

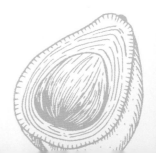

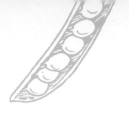

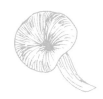

One-Plate 簡易飽足料理　143

Dessert 防老抗氧化甜點　147

事半功倍的烹調小祕訣！　150

營養補充品該怎麼吃才有效？　156

聰明挑選營養補充品的小訣竅　158

營養補充品的制定標準　160

附錄

台灣的有機蔬果如何種植　162

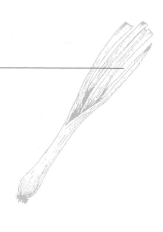

You are what you eat.

飲食決定你的體質

我們每天吃飯，為的是什麼？「希望活力充沛」、「用餐時段是跟家人、朋友或同事最開心的時光」。這樣的答案，當然也是正解。但是「吃飯」有著另一個更重要的作用，就是「打造未來的自己」。我們每天所吃下肚的食物都是在為了今天、明天、明年、甚至是十年後的自己的健康鋪路。雖然我們無法預知未來，而這也是不可否認的事實。你今天攝取了什麼？什麼又是被忽略的？請認真思考，如何吃的正確又兼具美味，這些都與你將來的「美」與「活力」息息相關。

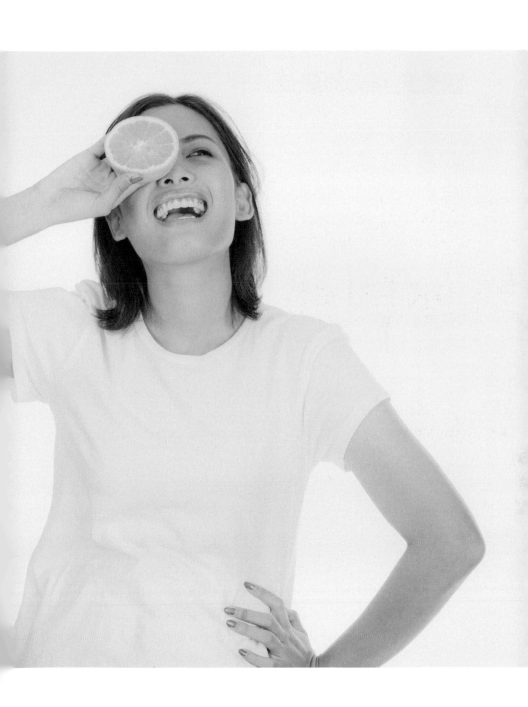

蔬果是變美的最佳良伴

沒有任何行動力的蔬果，

為了自我防禦而自行製造出的成分，

這就是所謂的「植物化學成分（植化素）」。

紅色或紫色等的「色素」是防止紫外線照射；

而「苦」與「澀」的味覺是要讓略食者無法下嚥。

攝取蔬果的營養來提昇，

我們每日所需的「美麗」與「活力」。

根據美國一所大學針對民眾飲食習慣發現，比起不愛吃蔬果的民眾，每天皆有均衡攝取蔬果的民眾，5 年間死亡率降低 15％，其中以包括花椰菜在內的十字花科蔬菜差別最為明顯。

民眾想要活得更健康、更長壽，擁有多吃蔬菜水果的習慣，是邁向健康人生基礎的第一步。

從疲倦與壓力
造成的損害著手，
好好守住健康！

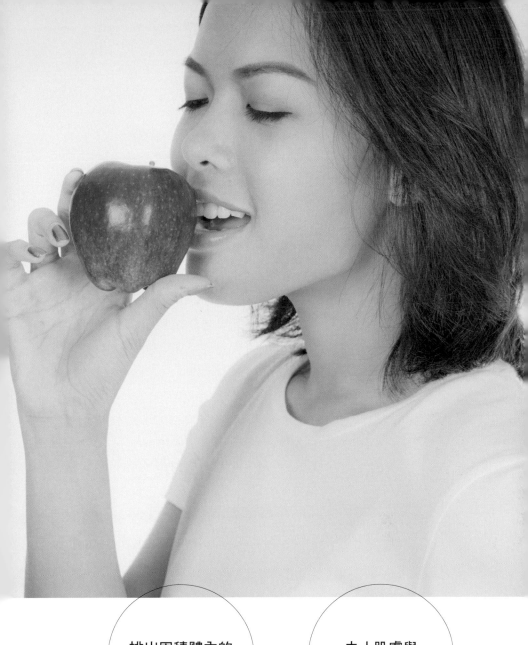

排出囤積體內的
毒素與無用的養分

中止肌膚與
身體的老化

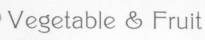

Vegetable & Fruit
Power

蔬果是美麗的關鍵！

維生素、礦物質、膳食纖維…。無論是蔬菜或水果的營養成分，都支配著我們的氣色與精神活力。植化素也是相當重要的營養成分之一。或許我們對於茄紅素、β-胡蘿蔔素或是黃酮類化合物等這類名詞很陌生，但應該多少都有聽過。這些對身體有益的營養成分，是大家不可獲缺的好幫手！

蔬果中具代表性的 營養成分

本書主角	—— 植化素 phytochemical

Phyto 這個字首指的是「植物」、「化學」相關的「化合物」的意思，植化素所指的便是植物為了防禦天敵攻擊而製造出色素、香味、辣味或苦味等，具有機能性成分的本能。植化素並非僅存在於蔬果中，一般的豆類、根莖類、藻類、茶或香草類中也有，截至目前為止發現含有植化素的種類大約 1,500 多種。植化素大多存在於蔬果中較難下嚥的果皮、種子或是果芯，若是想要充份攝取的話，建議的最佳品嚐方式為不多加工烹調直接食用。

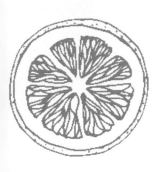

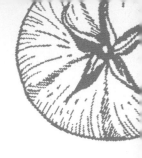

幫助減肥、排便順暢！

膳食纖維

蔬果中富含在人體內幾乎無法被完全吸收的膳食纖維。這對於解除排便不順與排出身體所不需要的廢棄物質有相當大的助益。

當心過度攝取

糖分

糖分是人類大腦與身體運作的能量來源，過度攝取則會形成體脂肪。水果中的糖分主要為果糖與寡糖；根莖類主要則是含有澱粉。

鈣與鐵等營養

礦物質

礦物質影響著骨格構造與調整身體機能，其中最具代表性的有鈣質、鐵質、鈉、鎂、磷、鋅⋯等等。

讓身體動起來的潤滑油

維生素

維生素是調節身體運作中最不可或缺的營養成分，是植化素中的最佳幫手。但由於人體無法自行生產足量的維生素，因此必須從食物中獲得。

植化素的種類

植化素
- 多酚類（花青素…等）
- 類胡蘿蔔素（β-胡蘿蔔素…等）
- 硫化合物（異硫氫酸酯類…等）
- 維生素類
  - ❶ 維生素 C
  - ❷ 維生素 E…等
  - ❸ 葉酸
- 其他

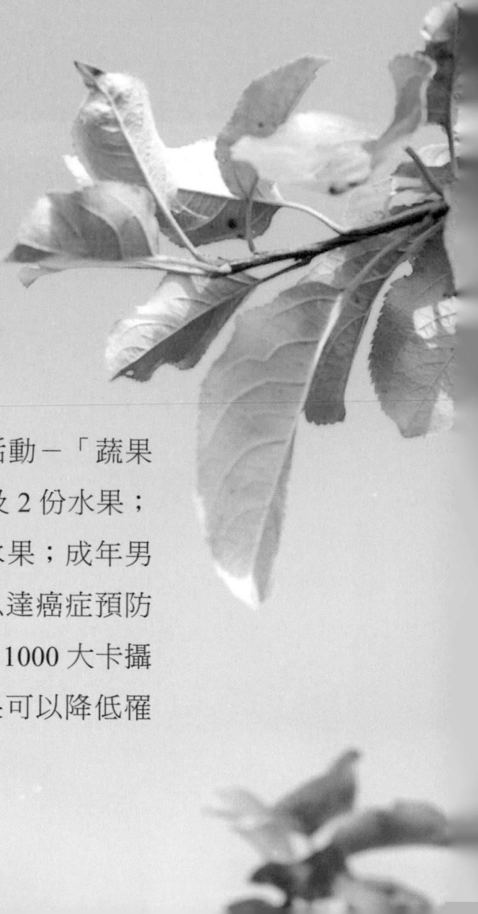

「蔬果 579」

　　台灣癌症基金會推行防癌飲食活動－「蔬果579」，鼓勵兒童每天攝取 3 份蔬菜及 2 份水果；成年女性每天攝取 4 份蔬菜及 3 份水果；成年男性每天攝取 5 份蔬菜及 4 份水果，以達癌症預防的功效。美國有研究指出成年男性每 1000 大卡攝取 3 份蔬果，成年女性攝取 4 份蔬果可以降低罹患肺癌及子宮內膜癌的風險。

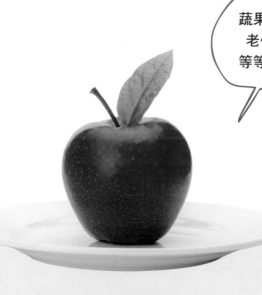

Chapter 1

攝取植化素
的好處

　　植化素是植物為了自我防禦而自行製造出的成分。人又為何非要攝取不可呢？這是因為我們跟植物一樣，不得不保護自己以免受到紫外線等物質帶來的傷害。我們跟植物最大不同在於每天被太多不同的「外敵」所包圍，如：壓力、疲倦感或環境賀爾蒙等等。與這些「外敵」接觸之下，我們體內便會開始產生「活性氧」這類物質。而「活性氧」正是造成老化與引起身體病變的真兇！植化素則具有能夠將活性氧從體內排除的強大功能。

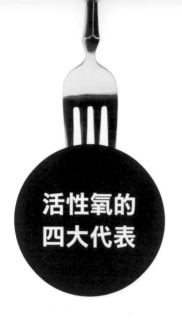

活性氧的
四大代表

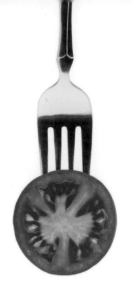

引發老化與疾病的

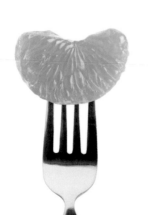

大量產生的
超氧化物

呼吸時吸進了存在氧氣中細
胞內的粒線體，在製造能量
的同時便會產生超氧化物。
雖然這樣的反應作用較為和
緩，但時常發生。

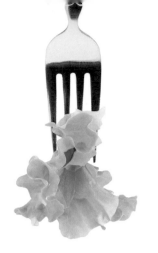

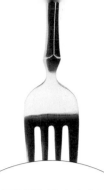

真兇是「活性氧」！

不根除就有危險
過氧化氫

在超氧化物產生當下，人體為了自我防禦同時也會製造一種名為「SOD」的酵素。SOD可以快速催化超氧化物，將之轉變為水與過氧化氫。

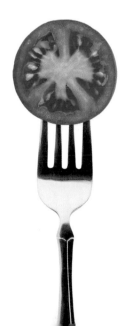

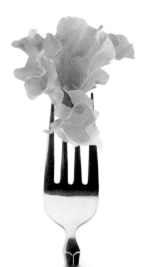

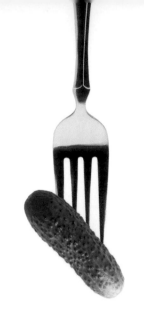
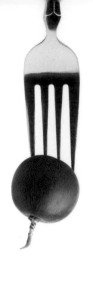

　　我們每天呼吸、吃飯……在這麼再自然不過的行為下，身體裡也自然產生了活性氧。活性氧的氧化力很強，會將體內細胞氧化得支離破碎。雖然人體本來就有除去活性氧的機制，但若活性氧過量且惡化，隨著年紀增長體內的機制就會退化，進而無法發揮功效。**這麼一來會導致老化加速，也是引起罹患癌症等疾病的最大原因。**

**活性氧是
引起疾病
的主因**

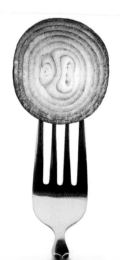

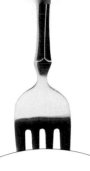

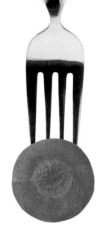

強而有力
氫氧自由基

過氧化氫是藉由過氧化氫酶等的
酵素作用之下無毒化。一旦過氧
化氫太多的情況下，與相互作用
的酵素無法均衡配合作用，那麼
過氧化氫就會轉變為破壞力強大
的氫氧自由基。

美麗大敵
單態氧

活性氧的一種。這是體內構
成的一種被氧化的脂質，稱
之為「過氧化脂質」。而過
氧化脂質會導致暗沉、斑點
與皺紋，更是讓肌膚失去彈
性的美麗大敵。

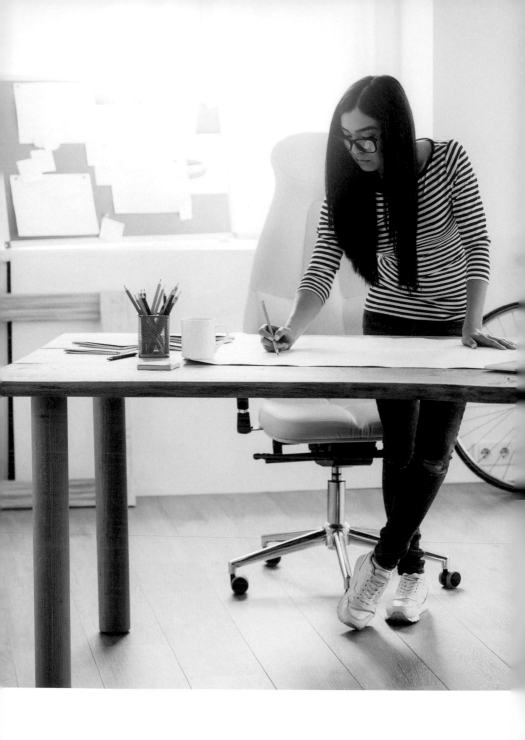

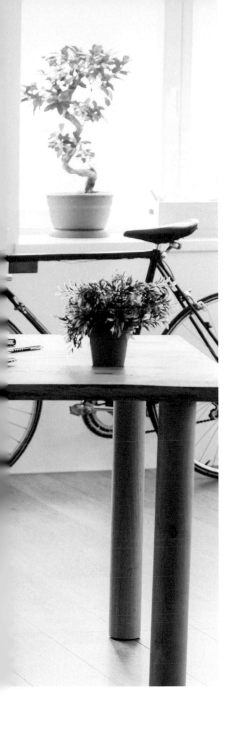

活性氧
對身體的損害
只是遲早的事……

—

不單單是日常飲食或呼吸。因為我們總是不斷的在製造過多的活性氧。「既然如此，那我們都多多攝取能夠除去活性氧的植化素吧！」只是現實生活中，很難直接從蔬果中充份攝取到所需的營養，因次我們更須要重新檢視每日飲食狀況！

過度攝取
的油脂

髒空氣

紫外線

日常三餐

電腦、手機、
電視等的電磁波

**製造過多
活性氧的原因**

細菌或病毒

煙味

食品
添加物

壓力與
疲勞感

酒精

22

也許身體正逐漸退化中？！
蔬菜最為攝取不足的年齡層：20~40 歲

　　蔬菜的最適攝取量是每日 350 克。但是現在大部分年齡層皆攝取不到 350 克，特別是 20~40 歲這個年齡層，每日所攝取的量平均只在 100 克上下。順代一提，每日所需的水果攝取量約為 200 克，而 20~40 歲年齡層的人也僅僅只攝取了 1/3 而已。

各年齡層蔬果攝取量

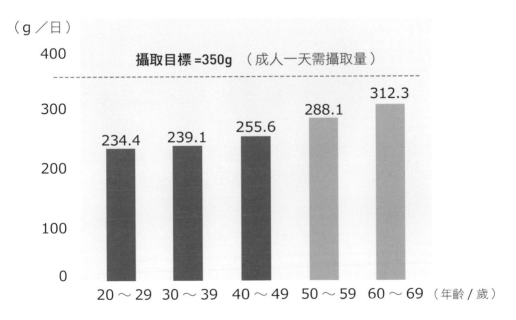

資料來源：日本厚生勞働省西元 2016 年國民健康、營養報告書

活性氧在搞鬼？！
別輕忽身體的小變化

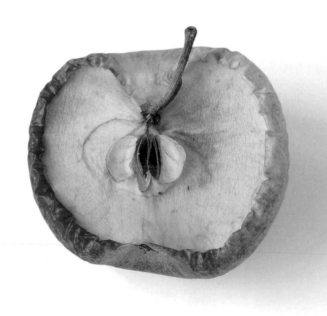

也許身體正處於超乎想像的困境中 ...

每個人都有疲憊不堪的時候，

也有過不管怎樣頭痛或感冒就是好不了的時候。

「覺得好多了⋯」就這樣置之不理是不行的。

因為這很有可能是活性氧造成身體惡化的徵兆。

況且，我們體內抗氧化的能力隨著年紀增長而變弱，

因此更應該深切思考，

持續過著蔬果攝取不足的生活，

就等同親手葬送掉自己的健康與美麗。

氧是生命中不可缺少的要素，可利用氧製造必要的物質、產生能量，並讓身體進行解毒代謝。但它也會製造出多餘的物質——「活性氧」，也就是自由基。就像利用氧燃燒汽油會產生熱能讓汽車發動行駛，但同時也會產生廢氣。

體內大量生成活性氧的原因：

- 食物轉換為能量的時候
- 農藥或食品添加物等進入體內時
- 吸入空氣汙染物時
- 吸菸或飲酒時
- 壓力較大時
- 照射到大量紫外線或放射線時
- 接觸到微波爐、電視、辦公室機器、手機等電磁波時
- 身體發炎時
- 做劇烈運動而吸入過多氧氣時

30 歲之後罹患乳癌的機率增加

　　所有癌症當中女性罹患機率最高的是乳癌，日本每年約有 5 萬人罹患乳癌，其中約有 1 萬人因乳癌死亡。大腸癌、胃癌、肺癌等癌症，罹患的比例與年齡增長成正比，但相較之下罹患乳癌的年齡層較低，患有乳癌的人自 30 歲起漸增，40 歲左右為罹患機率的最高點。雖然說早期發現早期治療，但近 50 年來因癌症病逝的人數卻增加 7 倍之多。

各年齡層乳癌罹患率（2011 年）

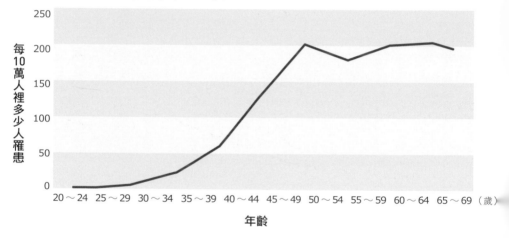

媽媽過瘦對寶寶有危險性？

　　我們都知道出生時體重不足（出生時體重不滿 2500 克）的寶寶，長大之後很容易患有代謝症候群。為了預防小孩罹患代謝症候群，媽媽在懷孕期間當然務必要充份攝取營養，自懷孕前開始適度取得足夠的養分也是必需的。但日本女性減肥現象顯而易見，20 歲左右減肥比例約為 17.4%，到了 30 歲左右則為 15.6%。

女性身體過於瘦弱對懷孕是有影響的，而且容易在懷孕早期出現流產的危險。懷孕後胎兒需要母體提供營養，母體還要為將來的哺乳儲備營養，過瘦的身材，在懷孕時會有一些問題，如：太瘦不容易懷孕、併發症發生率增加、孕期過瘦導致分娩困難⋯等。

　　所以要充分補充營養，適當的增加體重，特別是太瘦的女性朋友，增肥不僅能夠幫助提高受孕機會還有利於胎兒發育。

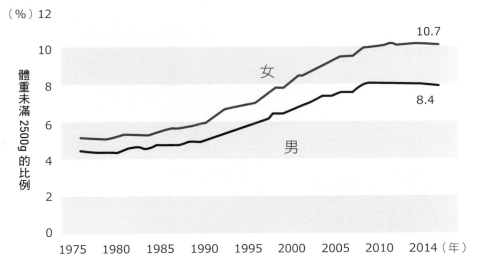

嬰兒出生時體重未滿 2500g 的比例

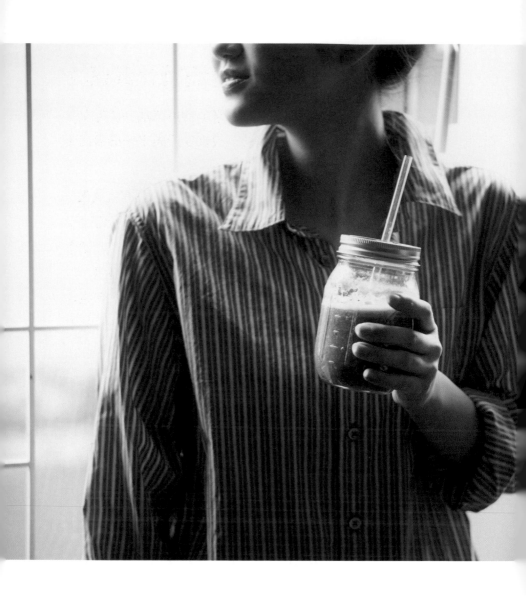

藉由健康的蔬果賦予身體植化素吧！

只要在每天日常飲食中添加一些蔬果，
就能夠改善今天與未來的自己！

「植化素」能有效擊退活性氧物質，具有抗氧化、抑制癌細胞增殖、強化免疫力等功效，免於身體受到毒素侵害。但有調查發現，台灣只有 7.4% 民眾達到世界衛生組織（WHO）每日五蔬果的建議攝取量，有 88% 國人紅色植物蔬果缺最大！即使是國人吃得較多的綠色與白色植物蔬果，攝取量「不盡理想」的也高達70%。

著手檢視老化或身體不適的徵兆！

□ 總覺得疲憊不堪　　□ 眼睛酸澀　　□ 手腳冰冷
□ 皮膚乾燥　　　　　□ 肩頸僵硬　　□ 容易感冒
□ 皺紋增加　　　　　□ 易胖

上述若其中一項符合，或許就表示蔬果攝取不足。在 20~30 歲的年紀，也許會認為「身體不適也只是一陣子而已」。但是一旦疲勞與壓力在體內累積了，就算是小病要痊癒也不是件容易的事！更何況，年紀大了身體的抗氧化能力與回復能力都會減弱。

RINA's *Recipe*

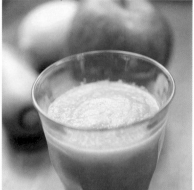

AYUMI's *Recipe*

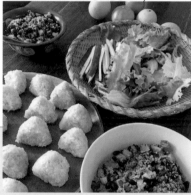

HIROE's *Recipe*

AYUKA's *Recipe*

IZUMI's *Recipe*

YUMIKO's *Recipe*

Chapter 2

蔬果野菜愛好者的
美麗飲食祕訣

Beauty Interview

透出光澤感的肌膚與秀髮、充滿緊實線條的腰與手腳，
和能夠散發出光亮氣色的開朗笑容最具魅力！
這 6 位熟女閃閃耀人的共同點就是
「蔬果野菜的愛好者」！
她們是如何挑選食材的呢？最愛的料理是哪道呢？
趕快來一窺她們的美麗飲食祕訣吧！

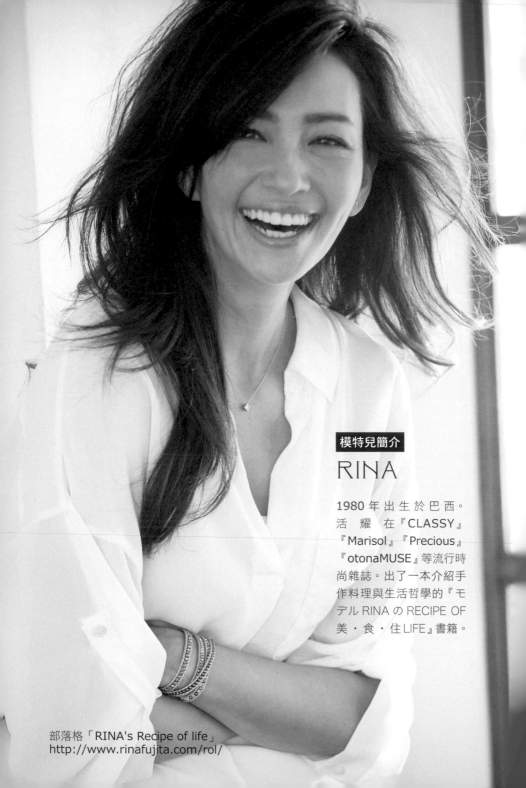

名模瘦身美肌秘密──
傾聽身體的聲音

說到巴西料理直覺一定是先聯想到肉類料理。但是，出生於義大利的巴西人 RINA 的母親似乎偏愛蔬食料理勝於肉類。

「從小出現在家中餐桌上的總是蔬菜水果，多虧自幼便掌握這樣的飲食習慣，在從事模特兒一職之後有很大的幫助。儘管如此，也曾因為看到其他模特兒身型更瘦而受到刺激，而會有『是我太胖嗎？』的想法……」。

從此，開始嘗試著自己下廚但卻是屢屢失敗，而這時期開始掌握到食材挑選及料理的技巧，也充份運用在小孩飲食上。

「料理用的蔬菜種類會隨著季節改變，但固定會出現在餐桌上的蔬菜通常是大蒜、洋蔥、薑與蕃茄。蕃茄做為沙拉食材非常美味，被我喻為『美味關鍵』，自然也會將它運用在燉煮料理或是剁碎後與納豆攪拌食用。」

盛夏中最喜歡的料理是南法風味沙拉。主要以

蕃茄、小黃瓜、蒸過的紅蘿蔔與馬鈴薯、四季豆等，將這些會帶給人們活力的蔬菜切塊，單純佐以自製沙拉醬汁，這樣的吃法可以充份品嚐到不同蔬菜的口感。寒冬中最常吃的就是蔬菜火鍋，到家裡做客的朋友們，好像都會被沒有肉類或魚肉，而是滿滿的蔬菜的餐桌給嚇到。

「我會用櫛瓜、南瓜、菠菜等，將這些蔬菜蒸過之後，沾著些許味噌醬餵給滿一歲的寶寶食用。對小寶寶而言，任何一種蔬菜都是新的挑戰，我會希望趁這個時候多讓寶寶嘗試。」

逛超市的時候，目光往往會被當季的蔬果所吸引，同時對於產地資訊也會特別留意。

「夏天時就吃小黃瓜、冬天就多吃菠菜與小松菜。當令蔬果最美味了，吃下去之後得到的活力與養分就是不一樣！」

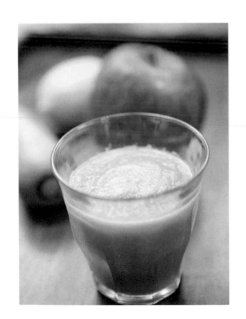

我每天的主餐通常都是用家裡的碾米機，碾出 5 分或 7 分的精米或是偶爾突然想吃的白米，但主要仍然以蔬菜為主食，搭配適量魚肉類。家中通常備有 2~3 種當季水果，大多

每天早上都會喝杯以紅蘿蔔與蘋果為基底打成的果汁，果汁較易吸收，「剛開始喝的那陣子，就有被造型師稱讚『妳膚況好好唷！』」

直接食用或是每日喝一點綜合果汁。藉由這樣的飲食生活與運動，打造出的健康體質與具彈性的肌膚，就算邁入 30 歲也一樣透亮有彈性，讓我在鎂光燈焦點下繼續保持好狀態。

「每天都持續著健康的飲食與運動的生活，『今天就吃這個吧！』順從來自身體的聲音。正因為我的生活方式向來如此，腸胃的狀況良好、也幾乎沒有出現肌膚上或精神上的問題。」

目前熱衷於運用山麻和花椰菜等，專攻使用深綠色蔬菜的料理。翻炒料理、濃湯、西班牙烘蛋、炸物……等，腦中不斷浮現想做的料理。

「炸物製作看似簡單其實也是有難度的，我目前朝著能夠炸出就連卓別林也喜歡的日式炸物為目標……加油！」

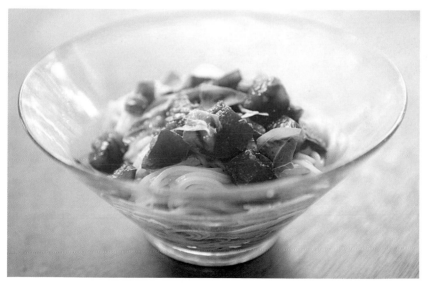

夏天固定會吃的撒滿蕃茄與羅勒的「義大利冷麵」

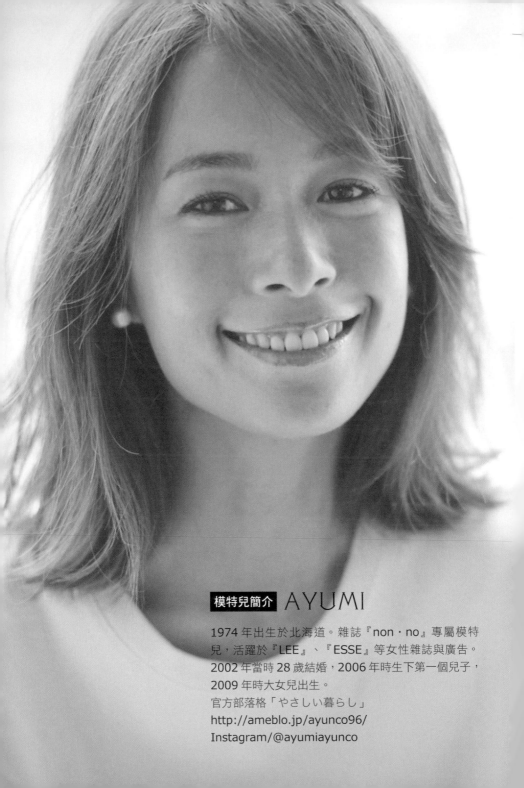

模特兒簡介 AYUMI

1974 年出生於北海道。雜誌『non・no』專屬模特兒，活躍於『LEE』、『ESSE』等女性雜誌與廣告。2002 年當時 28 歲結婚，2006 年時生下第一個兒子，2009 年時大女兒出生。
官方部落格「やさしい暮らし」
http://ameblo.jp/ayunco96/
Instagram／@ayumiayunco

蔬果是最天然的「營養品」

　　「吃早餐前先喝下加入大量季節性蔬果打成的果昔，是我們家向來的習慣。秋冬時節，會大量食用蘋果或橘子、夏天的時候則是喜歡水蜜桃或葡萄，西瓜和鳳梨也是當令好吃的水果。常用的葉菜類部份多為菠菜、空心菜、青江菜……等。這樣的習慣已經持續了約 8 年左右，果昔的口味會隨著不同蔬果而變化。」

　　我向來對於有益健康的事物就很感興趣，靠著「敏銳天份漸漸做出心得」的 AYUMI，而讓她開始認真學習營養學且講究食物調理的起點正是「為了小孩的健康著想」。

　　「打從小孩出生之後，就開始加入許多生菜與水果酵素的飲品。一切都親手製作，可以相當安心讓小朋友喝，當自己感到疲倦的時候喝上一杯，也能適度放鬆身心。這樣的飲品就好像是為了家人健康而存在一樣，是保有原汁原味的營養飲品。」

　　不論是自己或是小孩的午後點心，通常都是水果蔬菜拼盤，例如：用平底鍋燜煮抹滿鹽麴的花椰菜，小朋友則是很喜歡吃小黃瓜沾上用橄欖油調和味增製成的醬料。我們家中很常將草莓、葡萄等水果，一次買齊後冷藏，製成水果奶酪或是加入果昔中一起飲用。

「當令蔬果直接食用就很美味了，因此不須過多調理。因為大量攝取蔬果，自己的排便相當順暢、而家人也顯少感冒，可見蔬果擁有多麼棒的能量！」

對於有機食材也相當關心的 AYUMI，主要會選用有機調味料與有機茶品，若是時間與荷包尚能負荷的話，那麼也會挑選有機的生鮮食品。

「食用有機食品除了更加安全之外，連皮也都可以直接食用。此外，有機食材經過一些時間之後會爛掉，但卻不像一般灑有農藥的蔬菜是保存更久之後才腐壞……。當我發現這點之後，就盡可能的挑選有機食品，而這也是對最上游農民們一種支持的表現。」

選用能安心吃下肚的蔬果，對於身為母親與模特兒的 AYUMI 而言，這也許是不讓多餘的養分堆積體內的瘦身排毒法之一吧。

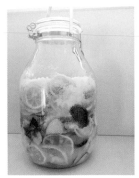 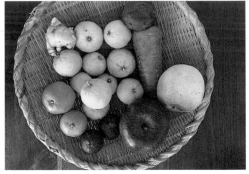

AYUMI 自製，使用蔬果發酵富含酵素的糖漿，
充滿了濃縮的植物養分。

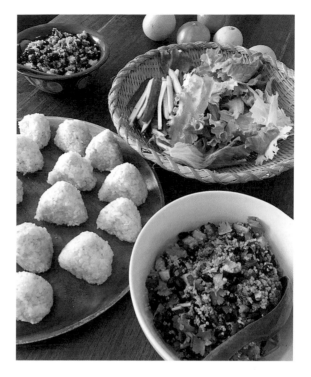

超商食品的一種，加入藜麥的沙拉或是五穀米飯糰等等，是 AYUMI 餐桌上最常出現的健康餐點。

　　「只要能夠充份攝取蔬果，身體便會自動排出多餘養分，你就會覺得好像由體內開始變美了。我認為既然我們每天都要吃飯，那麼就藉由食材的挑選著手，漸漸改善體質。例如：若是經常外食，那麼在餐廳或居酒屋用餐時，正餐前先吃點沙拉或是青菜。不打算下廚的時候，不是到便利商店買現成的沙拉，而是改買整顆新鮮萵苣回家，淋點橄欖油撒些鹽，清清爽爽的吃下肚。藉由日常慢慢的累積，就能漸漸改善體質。」

蔬果愛好者的早餐分享

藝農人
AYUKA
1987 年出生於岩手縣盛岡市。擔任
希望鄉岩手文化大使，持有日本農業
技術檢定的藝農人。主要在『rubbish
cook』裡分享自己的食譜。
部落格
http://ameblo.jp/
antoayuka-blog/ Twitter /
Instagram:@ayuka6223

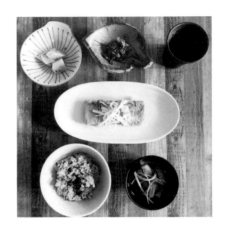

和風早餐，
讓我元氣滿滿迎接每一天

「無花果是相當好的食材，春季高麗菜能有效增進上圍」等
等，蔬果中真的富有各種能量。若想要完整取得其中的營養就必
須完整的食用才行。蔬菜較無法直接入口的皮或種子的部份，可
以用來燉煮成蔬菜清湯，這樣養分也不易流失。蔬菜清湯當然能
用來煮一般的湯品或味增湯，也能夠在煮五穀米時使用。然後配
上燉煮蔬菜或是沙拉，這就是我最常吃的早餐。像這樣的早餐，
能夠讓我整天都活力充沛的在田裡工作呢！

「美麗且皮膚透亮的每位，都是因為喜歡吃蔬菜水果嗎？」
讓我們看看以下四位的分享來驗證看看吧。

模特兒 · 蔬菜管理師 · 食物分析師
菅野廣惠
運用長年擔任模特兒的經驗，藉由舉
辦美麗與健康相關的演講瞭解蔬果，
讓蔬果的魅力重現大家眼前。創立
『vegetaiment』，宣傳蔬果的益處。
http://vegetaiment.com/

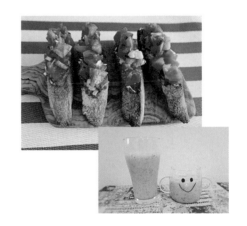

「每日七蔬果」為美麗扎根

　　擔任大學講師期間，曾被學生問到有關於減肥與美容的問題，
我從自身體驗的經驗中分享了蔬果的相關心得。當時自己很想瞭解
蔬果的知識，所以努力研究直到獲得了蔬果管理師的證照。現在的
我可以自信的說「多多攝取蔬果的話，能夠消除壓力變美麗！」舉
例來說：要有一天攝取 7 種蔬果的觀念。我自己的話，則是每天早
上都會吃夾滿蔬菜的吐司與水果果昔，只要從早上就吃大量蔬果、
少吃零食，對減肥也是有很大功效的。

蔬菜料理研究家

KANO

從小就喜歡料理,自高中時期起開始
對蔬果產生興趣。由她所主辦的料理
教室在全國各地有許多粉絲。最近著
有『おかずサラダ』(誠文堂新光社)
一書。
官方網站
http://yumiko-kano.com/

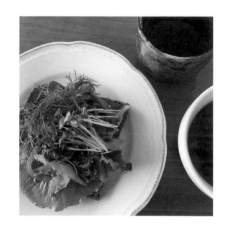

料理前的小工夫,讓早餐豪華升等!

　　想要迅速做好早餐的小技巧便是靈活運用現有食材,像我在
家就很常做加入牛蒡、紅蘿蔔與辣椒粉的「五彩金平」(炒牛蒡
絲)。只要將這道料理放在吐司上,再加點黑納豆與蔬菜就變成
了很時尚的三明治了。享用這道三明治的這天,我還配了灑上點
香料的水果、加了點吉野葛粉的湯品與玄米咖啡。日常生活中只
要盡量吃點自然生長的蔬菜,肌膚不但會變光滑而且身體也不易
出狀況。如此一來,人也會變得樂觀積極。

EVERYDAY VEGETABLE & FRUIT

蔬菜料理研究家 · 蔬菜管理師 · 日本
ベジテリア學會會員

IZUMI

女兒出生時深切體認到「身體狀況是靠
飲食打造的」，之後開始了以蔬菜為主
的飲食生活。近期著有『体においしい
ＳＵＰＥＲスムージー』（主婦の友
社）。
部落格「vege dining 野菜のごはん」
http://ameblo.jp/izumimirun/

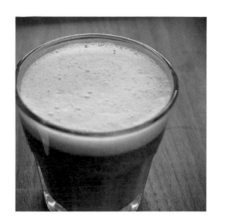

工作繁忙時的早餐，就喝西洋芹果昔

　　只要將蔬果風乾或是冰凍起來可以改變口感，不但能夠增添甜
味也能把蔬果變得更好吃。如果覺得較難取得新鮮蔬菜的話，也可
以善用白蘿蔔乾。若是想更有效的攝取這些養分，那麼我很推薦在
早上喝上一杯果昔。我自己會在上班日的早晨，固定喝上一杯由小
松菜與蘋果再添加大量西洋芹，補充維生素和鎂的果昔。只要能夠
在一早就攝取到新鮮蔬果，就可以感覺到身體一整天都清爽舒暢，
代謝也相對變好了。

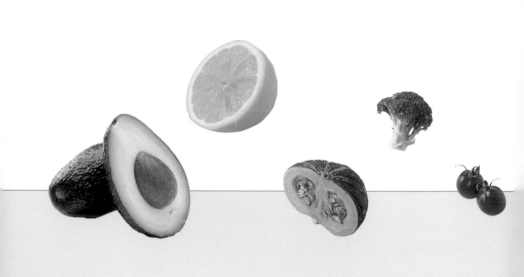

Chapter 3

蔬菜水果好營養，
給你滿滿的超級能量

Phytochemicals Power

只要我們能夠從平常在吃的飯菜、
沙拉及水果，為基礎去瞭解蔬果的能量，
那麼就連最稀鬆平常的餐點，
好像都可以變得更加美味可口了。

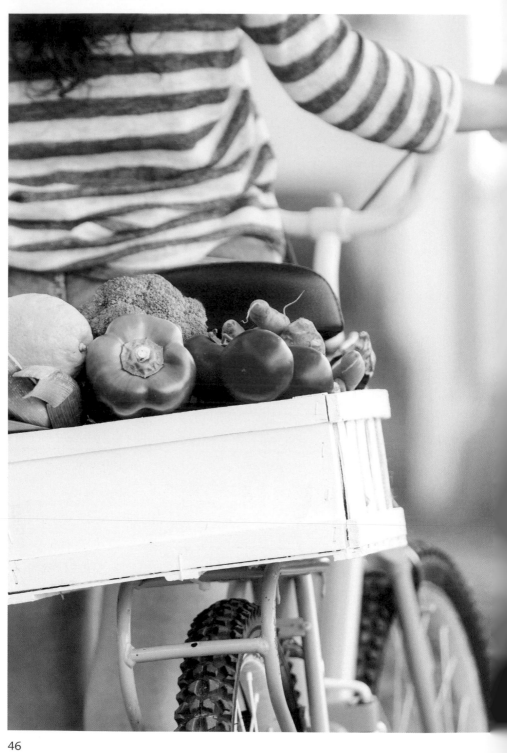

滿滿的植化素，讓身心更快樂

　　只要我們能夠從平常在吃的飯菜、沙拉及水果為基礎去瞭解蔬果的能量，那麼就連最稀鬆平常的餐點好像都可以變得更加美味可口了。

　　「最近好像有點累耶…」、「肌膚好像鬆弛了一些」，如果有類似這樣的煩惱，或許可以參考接下來介紹的圖鑑來好好挑選食材！首先就讓我們先從以下五色蔬果開始逐一檢視吧！

營養管理師

圓尾和紀

提出針對日本人體質的飲食方案的營養管理師。

「カラダヨロコブログ」

http://karada465b.minibird.jp/

　　「像是紫色、藍色等等富含花青素（anthocyanin）對眼睛很好；黃色或橘色含有胡蘿蔔素類（carotenoid）的則是抗氧化力高。植化素隨著顏色不同而有不同功效。因此，如果可以攝取越多不同顏色的蔬果，就能夠獲得更多的能量。」

　　營養管理師圓尾和紀是這麼說的：「**比起熟記蔬果的哪些顏色有著什麼功效，只要記得『讓餐桌充滿色彩』就更能達到營養均衡了。**」

　　「想要攝取更多彩色蔬果的訣竅是，不要在想每餐菜單的時候思考這件事，而是在採買時就要多多購入五顏六色的食材。例如：走進超市後，確認是否有將紅、綠、黃、橘、紫、藍或白色，其中五個營養均衡的顏色食材放入購物籃中。將這些繽紛的蔬果放進冰箱保存，不用勉強要一次吃進所有營養唷！」

　　在四季分明可以品嚐到各式蔬果的日本或台灣，如果只單純吃某一種顏色的蔬果，那就真的是太可惜了。應該要配合季節時分，享受五彩餐桌饗宴！

最具代表的各種植化素色素成分

	種類	富含其養分的主要蔬果
多酚類 （polyphenol）	花青素（anthocyanin）	藍莓、葡萄
	兒茶素（catechin）	綠茶
	槲皮素（quercetin）	洋蔥、花椰菜
	木犀黃素（Luteolin）	紫蘇、春菊、芹菜
	大豆異黃酮（isoflavone）	大豆
	木酚素（lignin）	芝麻
	綠原酸（chlorogenic acid）	牛蒡、地瓜
	迷迭香酸（rosemary acid）	紫蘇、迷迭香
	鞣花酸（ellagic acid）	草莓、蘋果
類胡蘿蔔素 （carotenoid）	α-胡蘿蔔素（α-carotene）	紅蘿蔔
	β-胡蘿蔔素（β-carotene）	南瓜、小豆苗
	茄紅素（lycopene）	蕃茄、西瓜
	葉黃素（lutein）	玉米、芥藍
	玉米黃素（zeaxanthin）	菠菜
	辣椒紅素（capsanthin）	紅辣椒、紅椒
	β-玉米黃素 （β-cryptoxanthin）	溫洲橘子（日本產橘子）
	辣椒素（capsaicin）	辣椒
硫黃化合物	大蒜素（allicin）	大蒜、洋蔥
	硫化丙烯（diallyl disulfide）	洋蔥
	蘿蔔硫素（sulforaphane）	花椰菜芽
	異硫氰酸酯（isothiocyanate）	山葵
維生素	維生素 C、維生素 E、葉酸	
其他	烯類（terpene）、 葉綠素（chlorophyll）等等	

■ 為色素成分

蔬菜水果的超級能量

　　蔬果所呈現出的紅色、黃色或橘色等等都是色素成分，然而這些色素成分的真面目，竟然就是具有抗氧化性的植化素！各種顏色有著什麼樣的功效呢？要吃什麼才能提升膚質、強化身體功能呢？下面介紹給大家認識吧。

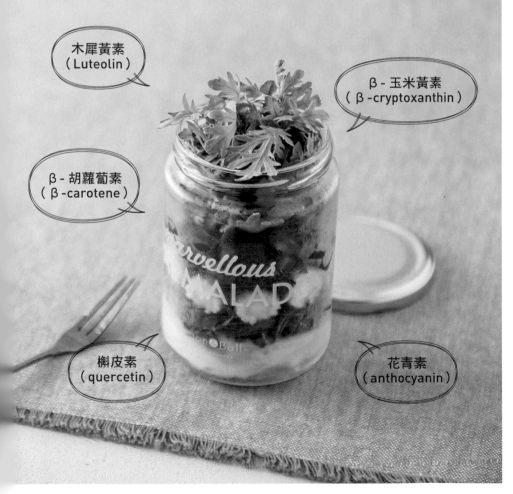

木犀黃素
（Luteolin）

β-玉米黃素
（β-cryptoxanthin）

β-胡蘿蔔素
（β-carotene）

槲皮素
（quercetin）

花青素
（anthocyanin）

Red

主要的紅色植化素

β - 胡蘿蔔素

茄紅素

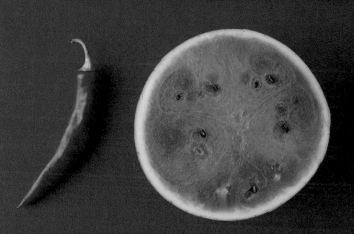

花青素

辣椒紅素

Phytochemicals Power

紅 色 蔬 果 營 養 成 分

　　紅色屬於五行中的「火」，給人一種有如火焰般的感官刺激，季節上對應夏季。紅色食品是指食品為紅色、橙紅色或棕紅色的食物，科學家認為，多吃些紅色食品可預防感冒，有治療缺鐵性貧血和緩解疲勞的作用，對乳腺癌等腫瘤疾病有防治作用。

　　近年來，人們發現蕃茄中含有的蕃茄紅素既有強抗氧化功能，蕃茄紅素能有效地預防前列腺癌，對子宮癌、肺癌細胞的抑制作用顯著，且高於 β- 胡蘿蔔素和 α- 胡蘿蔔素。

　　在餐桌上華麗上演的「紅」色真實身分是：蕃茄或西瓜的茄紅素、草莓的花青素、紅辣椒的辣椒素，族繁不及備載。而紅色色素的高抗氧化力在眾多的植化素中成效最大，愛美的女性一定要多食用！

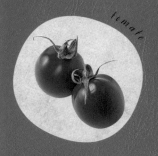

蕃茄

tomato

抗氧化效果最強，有助美肌！

　　茄紅素的抗氧化力是 β- 胡蘿蔔素的 2 倍以上、維生素 E 的 100 倍以上，是所有植化素中最厲害的。「能抑制黑色素的生長」、「增加肌膚光澤與提升彈性」等等，讓肌膚變美的效果。茄紅素耐高溫，與油類一起高溫烹調的話，更能幫助茄紅素被吸收，因此很適合用於熬湯或做成醬料。

辣椒

chili

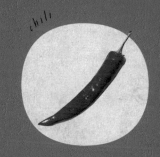

紅色素抗衰老、辣味助減重

　　紅辣椒、紅辣椒粉或紅椒所含的辣椒紅素，都有著超越 β- 胡蘿蔔素的抗氧化力。順代一提，辣椒紅素和名字極為相似，且具有辛辣成分的辣椒素（capsaicin）同為植化素的一種，都具有能夠促進腎上腺素分泌，進而加速脂肪代謝的功能，也含有其他抗氧化性強的 β- 胡蘿蔔素。

紅椒

red pepper

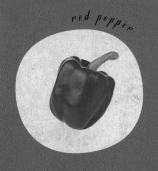

紅椒比青椒多 5 倍的維生素 E，以及 2 倍的維生素 C

　　青椒成熟之後就會變成紅椒了，其中的葉綠素轉化成為辣椒紅素，因此才會呈現赤紅色。辣椒紅素常和辣椒素搞混，但兩者並不相同，辣椒紅素擁有比胡蘿蔔素更好的抗氧化效果。另外紅椒也比青椒多含有 5 倍的維生素 E，以及 2 倍的維生素 C。

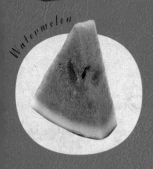

西瓜

兩倍抗氧化力、戰勝夏日紫外線！

　　紅色西瓜也是富含茄紅素的蔬果之一，在 100 克的 β - 胡蘿蔔素中西瓜則含有 1,600 微克。西瓜所含的這些量是在一般綠色蔬菜 ※ 中也粹取不出來的。而且 β - 胡蘿蔔素會因應身體需求在體內轉化為維生素 A，進而促進新陳代謝及預防肌膚老化等功能。

※ 綠色蔬菜的定義為「100 克中的 β - 胡蘿蔔素中須含量至少 600 微克以上」。

草莓

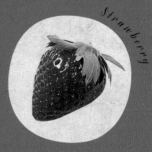

能舒緩眼睛疲勞還能提升記憶力！

　　由於草莓的紅色色素有著與藍莓相同的花青素，其可以改善眼睛疾病且舒緩眼睛疲勞的功能是眾所皆知的。草莓這類的莓果類是具有抗氧化力的多酚類，而其中一種名為漆黃素（fisetin）的多酚，則有增強記憶力的功能呢！

柿子

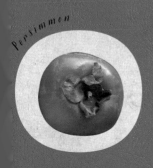

柿子有助於降低血壓，改善心血管功能

　　柿子的營養素十分豐富，營養價值很高，成熟的柿子中含糖 15%，含有蛋白質 1.36%、脂肪 0.57%，以及含有大量的胡蘿蔔素、維生素 C、葡萄糖、果糖及鈣、磷、鐵等礦物質，所含維生素和糖分比一般水果高 1~2 倍左右。每天吃一個柿子，所攝取的維生素 C，基本上就能滿足一天需要量的一半。

Green

主要的綠色植化素

葉黃素
(lutein)

葉綠素
(chlorophyll)

綠 色 蔬 果 營 養 成 分

　　為了抗老化、永保好氣色、維護身體健康，利用綠色蔬菜是最經濟又具有效果一種吃的健康新趨勢。

　　綠色蔬菜，特別是深綠色的蔬菜，含有粗纖維、維生素 A、維生素 B 群及 C。維生素 C 是一種重要的抗氧化劑，可幫助減低罹患某些癌症及其他慢性疾病的風險；維生素 A 可強化眼睛功能；維生素 B 群參與了能量代謝作用，與肝臟細胞、新陳代謝有關係，所以豐富的綠色蔬菜可提高肝細胞功能。

　　綠色蔬果所含的葉綠素具有抗癌、降低膽固醇，有助體內排出戴奧辛等排毒功能。由於所有綠色植物皆含有葉綠素，因此接下來我們就介紹葉綠素以外，其他成分的功效。

花椰菜

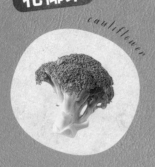

cauliflower

超強排毒蔬菜，又稱「綠色解藥」

花椰菜不僅含有 β-胡蘿蔔素，更富有蘿蔔硫素（sulforaphane）。能有效提升肝臟排毒功能，還可以淨化致癌物質，並能夠有效抑制過敏反應。順代一提，花椰菜嫩芽的時期所含的蘿蔔硫素（sulforaphane）約為成熟花椰菜的 20 倍以上，為了使之有效發揮效用，趁新鮮食用最佳。

高麗菜

預防日常小病痛，有益放鬆身心

帶有點辣味的異硫氰酸（isothiocyanate），除了具有高效排毒的功用之外，對於抑制癌細胞增長也有一定功效，也能有效預防動脈硬化、心肌梗塞與中風。此外，所含的山柰酚（kaempferol）除了可以抑制發炎、過敏與癌症，還有預防骨骼疏鬆、安定心緒等功效。

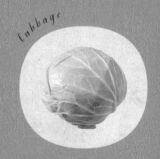

Cabbage

茼蒿

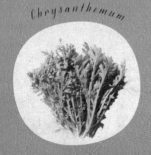

Chrysanthemum

含有豐富的維生素、胡蘿蔔素及多種胺基酸

茼蒿又名皇帝菜，是一種營養非常豐富的菜。茼蒿氣味芳香，具有養心安神、穩定情緒、降壓護腦、防止記憶力減退、保肝、利尿、治牙痛、治便秘、幫助骨骼發育等功效。

菠 菜

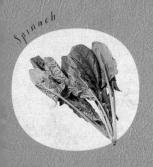

Spinach

讓眼睛炯炯有神，就靠它

　　菠菜除了最基本的 β - 胡蘿蔔素之外，也因為富含可以幫助對抗老化及提升免疫力的各種維生素，而且也能夠有效防止眼睛衰退與抑制近視度數加深。100 克的葉黃素（lutein）中，菠菜所含的量約莫有 10,200 微克，相較其他蔬菜類可是遙遙領先。因為含有大量功能與葉黃素（lutein）相似的玉米黃素（zeaxanthin），若想鞏固靈魂之窗的健康，建議可以多多攝取。

西洋芹

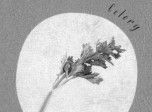

Celery

清爽香氣，療癒身心

　　以擁有獨特香氣為特徵，並有著豐富植化素的西洋芹，含有芹菜鹼（apiin）能夠安定情緒及撫平煩躁與壓力的效用。而 Pyrazine（吡嗪）則可以幫助淨化血液、保持血管暢通、活化腦部功能，也含有能夠使人放鬆、減緩頭痛與排毒等功效。

紫 蘇

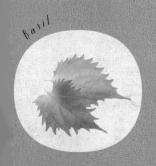

Basil

提高免疫力又護肝，還能預防失智

　　紫蘇中的 β - 胡蘿蔔素含量極高，能在體內維生素A含量不足時適時補充。維生素A不足會導致夜盲，此外還有修護眼角膜、護眼，以及修補身體黏膜，預防病毒入侵，提高免疫力的作用。β - 胡蘿蔔素本身也是非常知名的抗氧化營養素。

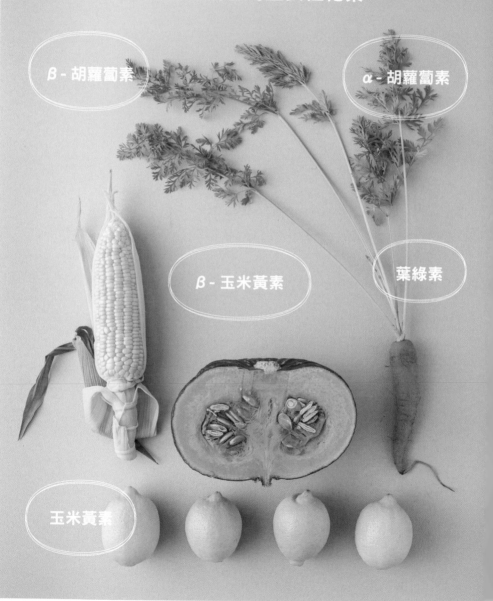

Yellow & Orange

黃色與橘色的主要植化素

β-胡蘿蔔素

α-胡蘿蔔素

β-玉米黃素

葉綠素

玉米黃素

黃 色 與 橘 色 蔬 果 營 養 成 分

　　黃橙色蔬果在流感肆掠的季節可以幫你預防感冒，在患了感冒之後也能加速你的康復。如果你長時間使用電腦，或者長時間接觸不夠乾淨的空氣環境，也要多吃黃橙色蔬果。

　　黃色蔬果，富含類黃酮素、薑黃素，具有保護心血管、預防癌症之效。橙色蔬果，富含胡蘿蔔素、橙皮素，具有保護視力、降低膽固醇的益處。

　　提到黃色與橘色的色素成分，最具代表性的莫過於 β - 胡蘿蔔素了。除了具有抗氧化、抗衰老與抑制癌症的功用之外，也可以提升免疫力與美白。此外，像是有效抗癌的 β - 玉米黃素（β-cryptoxanthin）、對眼睛非常有效益的玉米黃素（cryptoxanthin）等等，都是這兩種顏色的色素成分最受人注目的功效。

紅蘿蔔

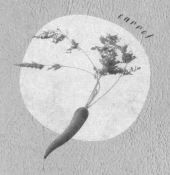

carrot

高效抗氧化，β-胡蘿蔔素女王

　　紅蘿蔔是綠黃色蔬菜中 β-胡蘿蔔素含量很高的一種蔬菜，且含有 β-胡蘿蔔素相同功能的 α-胡蘿蔔素。而屬於黃色色素成分的木犀黃素（luteolin），能夠抑制因疲勞而引起的發炎及過敏症狀，並提升免疫力與記憶力等其他效果。

玉米

想要防止眼睛功能衰退，多吃黃色玉米就對了

　　顏色鮮豔的黃色，竟出乎意料的擁有三種對眼睛相當有益處的有效成分。首先，屬於橘色色素成分的玉米黃素（cryptoxanthin），就具有防止眼睛功能老化的效用。黃色色素成分的 β-玉米黃素（β-cryptoxanthin），則能預防因體內毒素長期滯留老化所造成的視力衰退。而同樣屬於黃色色素成分的葉黃素（lutein），也能夠預防視力衰退及眼睛病變。

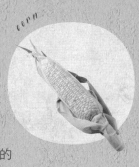

corn

金針

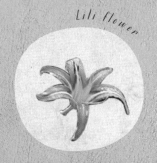

Lili flower

鐵質含量高，約為菠菜的 20 倍

　　本草綱目記載金針花含大量蛋白質及鐵質，亦可造血、補血、強壯臟腑機能及利尿、止血、消腫等療效。不僅含有很高的鐵質，量約為菠菜的 20 倍，而且蛋白質的含量也高達 62%，以及少量的維生素 A、B1、C 等，是極具營養價值的蔬菜。

南瓜

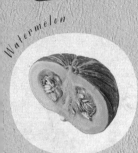

Watermelon

帶皮熬湯燉煮，美味與健康兼具

富含 α- 胡蘿蔔素與 β- 胡蘿蔔素，β- 胡蘿蔔素多呈現出顏色較深的黃色。值得一提的是比起 β- 胡蘿蔔素，α- 胡蘿蔔素的抗氧化力更是略勝一籌。南瓜高溫下烹煮養分也不易被破壞，而且相較於南瓜果肉，南瓜皮更具營養，建議帶皮一起料理。

檸檬

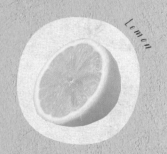

Lemon

享受檸檬清新香氣，身心舒暢又健康

黃色色素中的聖草次（Eriocitrin）具有抗氧化、預防膽固醇氧化所造成的動脈硬化。檸檬等柑橘類，最內側白色果皮部份所含的橙皮素較豐富，具有抗過敏與預防病毒的功效。果皮含有散發出香氣的檸檬烯（limonene）有助於放鬆身心。

木瓜

Papaya

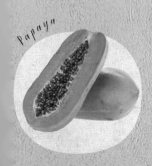

有助於免疫及消化系統健康

木瓜抗氧化力很強，有助於預防一些嚴重疾病。木瓜有很多身體每天都需要的必需營養素，含有膳食纖維、銅、葉酸、維生素 B5、鎂、維生素 A、維生素 C、維生素 B2 和維生素 B1。在日常飲食裡加一個中等大小的木瓜，可以顯著改善你的健康。

Purple & Blue

紫色與藍色的主要植化素

原花青素
（proanthocyanidin）

花青素
（anthocyanin）

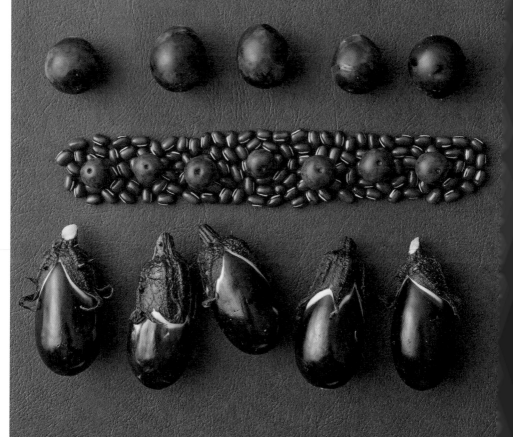

Phytochemicals Power

紫 色 與 藍 色 蔬 果 營 養 成 分

　　舉凡像是藍莓、葡萄、紫色洋蔥或紫色高麗菜等等，這種深色蔬果具有的養分最具代表性的就是花青素（anthocyanin）。雖說最廣人為知的功效是保健眼睛，但其實它也能有效發揮抗氧化作用、預防癌症、動脈硬化、代謝症候群等各種症狀。

　　花青素廣泛存在於各種紫色蔬果中，是目前國際上公認清除人體內自由基最有效的天然抗氧化劑，其抗自由基氧化能力是維生素 E 的 50 倍，維生素 C 的 20 倍！與維生素 C 一同攝取，抗氧化效果更好，建議與檸檬、橘子等黃色蔬果一起食用。

　　想要獲得藍紫色力量的好處，建議每天可攝取 50 至 300 毫克的花青素，而 300 毫克的量大約等於葡萄 10 顆、藍莓 30 顆或紫地瓜半個。

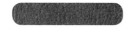

葡萄

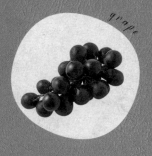

grape

抗老對策，葡萄皮與紅酒

　　紅色果皮中含有花青素（anthocyanin），因此用葡萄做成的葡萄酒，具有抗氧化作用，也能維持血液濃度。同樣的，富含於果皮中的白藜蘆醇（resveratrol），也有高效抗氧化作用，且能活化長壽遺傳因子。而葡萄也富含有其他具有抗氧化物質的楊梅黃酮（myricetin）。

茄子

有助於減重的營養成分

Eggplant

　　深藍紫色茄子的色素成分是花青素（anthocyanin）的其中一種，花青素是「生物類黃酮」（Bioflavonoids，又稱為「維生素P」），提供了高等植物中紅色、紫色、紫紅色與藍色所需的植物色素來源，是一些藍紅色的黃酮化合物。茄子的蒂頭含有綠原酸（chlorogenic acid），不論是花青素或綠原酸，都能夠有效抑制癌症與膽固醇飆升。近期發現茄子裡所含的綠原酸，也有助於消除體脂肪的堆積，因而受到女性歡迎。

紫洋蔥

Purple onion

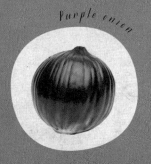

能增強細胞的活力，延緩衰老

　　紫皮洋蔥的蛋白質、膳食纖維以及鈣、鉀、鈉等礦物質含量高，此外，紫皮洋蔥含有的花青素是一種強抗氧化物質，它可以保護人體免受自由基的損傷，抑制炎症和過敏，還能抗衰老。

　　洋蔥中含有的有機硫化合物具有辛辣味，有較強的殺菌作用，因此冬天多吃洋蔥可以抗寒，預防流感病毒。

藍莓

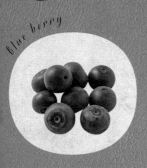

blue berry

不只保健眼睛，還能抗癌

　　對眼睛很有益處的藍莓，是大家眾所皆知的保健方法。花青素在抗氧化、預防動脈硬化及癌症的效果卓越，含有花青素的原花青素（proanthocyanidin），也具有抗氧化作用及抗菌功能。

紅豆

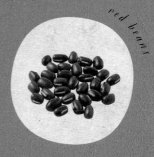

red beans

富含兒茶素，有效擊退病毒

　　紅豆皮的部份富含具有強效抗氧化作用的花青素（anthocyanin）。此外，帶有苦味的兒茶素（catechin）也是有著高抗氧化力的植化素中的一種，除了可以預防癌症之外，也能有效對抗造成食物中毒或流行性感冒的病毒，對於調整免疫力或預防過敏也相當有功效。

紫薯

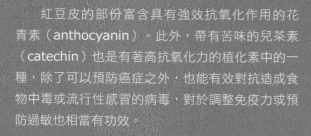

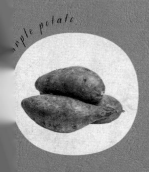

purple potato

能延緩衰老，是女性最愛的美容食品

　　紫薯中還含有豐富的膳食纖維，它可以刺激腸道，增強腸道蠕動、軟化糞便，以達到促進排便、預防便祕的效果，有助女性清腸排毒。

　　紫薯中含有的花青素是強效自由基清除劑、天然的抗氧化劑，有抗氧化、防止皮膚老化的作用。

White

白色的主要植化素

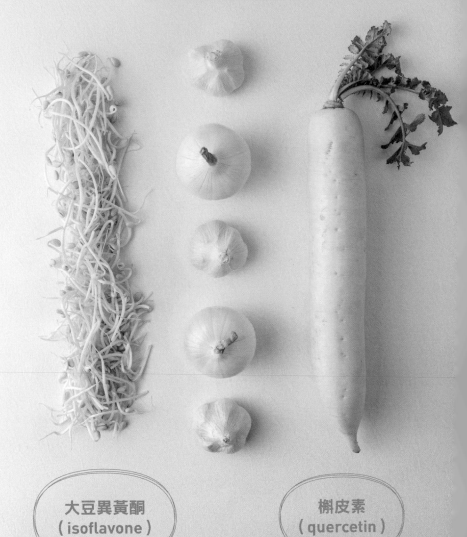

大豆異黃酮
（isoflavone）

槲皮素
（quercetin）

Phytochemicals Power

白 色 蔬 果 營 養 成 分

　　白色蔬果能調節免疫力、抗癌、降血壓。荷蘭最新研究發現，吃蘋果、梨子等「白色蔬果」有助於預防中風，中風機率下降 52%。蘋果、梨子都含有大量膳食纖維及類黃酮槲皮素，香蕉、白花椰菜、黃瓜、菊苣等也都屬於白色蔬果。

　　白色蔬果中由豐富的黃酮類化合物（flavonoids）來取代色素。好比大豆所含的大豆異黃酮（isoflavone）、蔥或大蒜裡頭含有味覺成分的大蒜素（allicin）、洋蔥或蘋果中的槲皮素（quercetin）等等，也含有許多有特色且能量滿滿的成分。讓我們來認識這些成分，開始充分攝取吧！

洋蔥

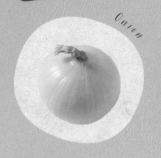

Onion

連皮烹煮，更能吃到完整營養

　　洋蔥皮所富含的槲皮素（quercetin），不但有抗氧化作用及抑制癌細胞增長的功能之外，還可以抵抗過敏與發炎等等。將洋蔥帶皮整顆熬湯，烹煮完吃之前再去皮，就能夠攝取到其中滿滿的養分。攝取洋蔥已被證明有助於降低前列腺癌、食道癌與胃癌的風險，也能使冠狀動脈心臟病的死亡率下降。

黃豆芽

大豆異黃酮是女生的好朋友

　　因為豆芽本身就是種子，所有營養素通通富含在裡頭。屬於植化素的大豆皂素（saponin）以及大豆異黃酮（isoflavone），營養比一般的豆芽菜還要豐富。大豆異黃酮（isoflavone）與女性荷爾蒙的成分很類似，因此更能夠預防乳癌及減輕更年期症狀。而皂素（saponin）對於提高肝臟機能、舒緩宿醉等也有一定功效。

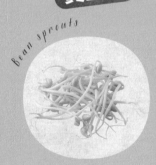

Bean sprouts

馬鈴薯

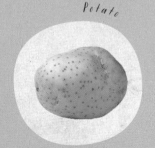

Potato

穩糖降脂又能美容養顏的極品

　　馬鈴薯含有大量澱粉以及蛋白質、維生素 B、維生素 C 等，有益消化功能。馬鈴薯能供給人體大量、有特殊保護作用的黏液蛋白，能促持消化道、呼吸道以及關節腔、漿膜腔的潤滑，預防心血管的脂肪沉積，保持血管的彈性，有利於預防動脈粥樣硬化的發生。

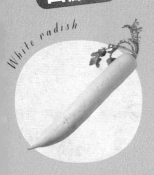

白蘿蔔

帶有輕微刺辣味，抗老化效果佳

以白蘿蔔為首，像是山葵、黃芥末或者白花椰菜等等，這些含有異硫氰酸鹽（allyl isothiocyanate）且具有點辣味的蔬菜，是可以活化肝臟的抗老機能，對抗造成食物中毒的壞菌保護身體，也能預防動脈硬化等。由於白蘿蔔的成分在加熱烹煮後容易揮發，最佳的食用方式就是切碎、磨成泥之後馬上食用。

大蒜

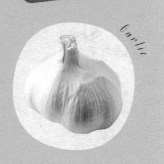

讓你不能沒有它的能量食材

大蒜可說是植化素中的寶庫。大蒜味道來源的大蒜素（allicin），除了能有效發揮抗老功能之外，也能抑制癌症、提升免疫力、預防動脈硬化等等。而二烯丙基二硫（diallyl disulfide）不僅有相同作用，還能清通血液，也因可以促進腎上腺素分泌，進而達到減肥的效果。

白花椰菜

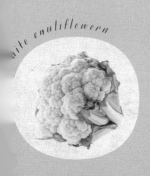

抗癌功效位居白色食物第一名

白花椰菜本身具有豐富纖維質，可以幫助排便，並含有異硫氰酸鹽，能夠幫助肝臟解毒。花椰菜含有抗氧化及防癌的微量元素，長期食用可以減少乳腺癌、直腸癌及胃癌等癌症發病機會。據美國癌症協會的報導，在眾多的蔬菜水果中，花椰菜、大白菜的抗癌效果最好。古代西方人還將白花椰菜推崇為「天賜的良藥」和「窮人的醫生」呢！

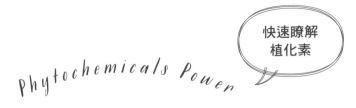

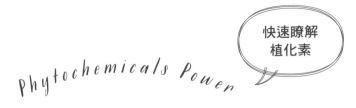

Phytochemicals Power

蔬菜水果圖鑑

　　與我們日常生活切身相關，但若是我們能夠瞭解這些蔬果的好處，就可以讓我們的三餐或下午點心變得更加美味與健康。「不喜歡攝取蔬菜水果」的人，可以把蔬果稍微添加點調味與變化，一樣很美味。但首先，我們必需先好好瞭解一下，這些蔬果所含的營養成分！

奇異果

葉黃素（lutein）

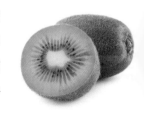

　　富含有助於預防眼睛疾病與對抗老化的葉黃素。值得一提的是，一顆綠色奇異果（約 100g）中有助於美白功效的維生素 C 含量約為 69 毫克，幫助促進血液循環的維生素 E 含量也有 1.3 毫克，奇異果的抗老效果在所有水果中可說是名列前矛。

芥藍

β- 胡蘿蔔素、葉黃素等等

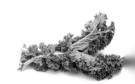

　　芥藍菜是款營養價值高而且是相當適合製作成蔬菜汁的食材，芥藍是高麗菜的好伙伴，帶點苦味與香氣是它的特色。具有高抗氧化作用、有效抵抗病毒的功效，也含有能抗癌的 β- 胡蘿蔔素與山奈酚（kaempferol），和能對抗老化的葉黃素。

藉由抗氧化力強的蔬果力量來對抗老化！

酪梨

葉黃素、β - 胡蘿蔔素等等

酪梨是經過世界金氏紀錄所認證「全世界營養價值最高的水果」，除了具有抗氧化作用的 β - 胡蘿蔔素與 α - 胡蘿蔔素之外，平均每 30g 的葉黃素中酪梨也含有高達 81 微克。因為這些都是脂溶性成分，多吃含有不飽和脂肪酸的酪梨，是非常有益健康的哦！

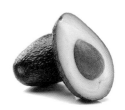

鳳梨

β - 胡蘿蔔素

鳳梨的 β - 胡蘿蔔素含量相當於 100g 中有 30 微克。依據品種不同，由顏色偏白的到較黃的都有，由於 β - 胡蘿蔔素是色素成分，所以就營養價值來看，顏色較黃的鳳梨所含的 β - 胡蘿蔔素較多。若是以健康考量來看，選擇顏色較黃的鳳梨比較有助益。

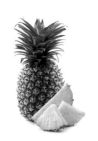

μg （microgram） =1 微克等於一百萬分之一克。
蔬果名稱底下註記的是該蔬果所含的植化素，有的蔬果則含有超過一種的植化素。

櫛瓜

β - 胡蘿蔔素

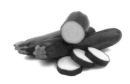

　　櫛瓜其實是南瓜的好朋友。β - 胡蘿蔔素在櫛瓜中 100g 的含量中含有約 310 微克，若能讓 β - 胡蘿蔔素與油脂一起食用，更能提升營養吸收，所以料理方式不論炒或炸都相當適合。此外，若是將櫛瓜與蕃茄或辣椒粉製成雜燴（法式料理作法之一），也是很棒的選擇。

紅椒

辣椒紅素（capsanthin）、β - 胡蘿蔔素等等

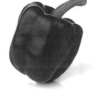
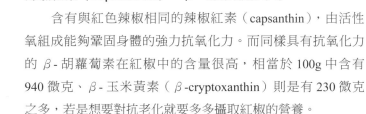

　　含有與紅色辣椒相同的辣椒紅素（capsanthin），由活性氧組成能夠鞏固身體的強力抗氧化力。而同樣具有抗氧化力的 β - 胡蘿蔔素在紅椒中的含量很高，相當於 100g 中含有 940 微克、β - 玉米黃素（β-cryptoxanthin）則是有 230 微克之多，若是想要對抗老化就要多多攝取紅椒的營養。

花生

阿魏酸（ferulic acid）、白藜蘆醇（resveratrol）

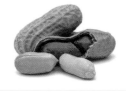

　　花生外層略為紅紫色的薄皮含有藜蘆醇（resveratrol），對於預防癌症、動脈硬化、改善腦部機能與降低阿茲海默症風險有很大的幫助。其實花生中所含的阿魏酸（ferulic acid），具有強效的抗氧化作用，對於改善痴呆症與美容也有一定功效。

紫色高麗菜

花青素（anthocyanin）

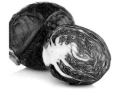
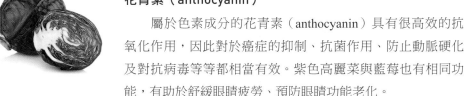

　　屬於色素成分的花青素（anthocyanin）具有很高效的抗氧化作用，因此對於癌症的抑制、抗菌作用、防止動脈硬化及對抗病毒等等都相當有效。紫色高麗菜與藍莓也有相同功能，有助於舒緩眼睛疲勞、預防眼睛功能老化。

小松菜

β - 胡蘿蔔素、β - 玉米黃素（β-cryptoxanthin）

富含維生素 C、B 群、鈣質與礦物質，100g 的小松菜中，含有約 3,100 微克的 β- 胡蘿蔔素、28 微克的 β- 玉米黃素（β-cryptoxanthin），是所有蔬菜中含量最高的。與油一同烹煮的話更能提升營養吸收率。

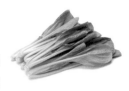

蔥

硫化丙烯（diallyl disulfide）

賦予蔥這股獨特的辛辣味便是硫化丙烯（diallyl disulfide），主要在蔥白的部份。硫化丙烯（diallyl disulfide）能夠促進消化液的分泌進而增進食慾，也能夠讓體溫增加促進免疫力。但由於養分易揮發，易因加熱變質，因此建議用以做為調味料生食最佳。

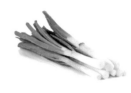

馬鈴薯

綠原酸（chlorogenic acid）等等

雖然馬鈴薯含有大豆異黃酮（isoflavone）、兒茶素（catechin）與花青素（anthocyanin）等成分，但最具代表性的還是非綠原酸（chlorogenic acid）莫屬。因為抗氧化作用強能夠預防癌症及動脈硬化之外，還有降低膽固醇的功效，綠原酸（chlorogenic acid）大多存在馬鈴薯皮。此外，馬鈴薯也含有抗氧化功能的阿魏酸（ferulic acid）。

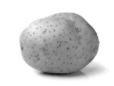

橘子

β - 玉米黃素（β-cryptoxanthin）等等

被認為其抗癌功效較 β- 胡蘿蔔素來得高出許多的 β- 玉米黃素（β-cryptoxanthin），在橘子中 100g 的含量裡有高達 1,700 微克。而存在於橘子皮與白色條狀纖維裡的橙皮素（hesperidin），能有效對抗病菌預防感冒。做為橘子香氣主要來源的萜類（Terpenoid），則能幫助身心舒緩放鬆。

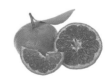

能夠對抗身體小毛病的「植化素」！
充分瞭解蔬果，就能對症下藥

愛美女性必吃！
有助於降低體脂肪、維持體態

綠茶
兒茶素

　　綠茶所含的兒茶素可以有效降低體脂肪，因為能抑制血糖值、中性脂肪及膽固醇數值升高，所以對於預防日常生活中的小症狀也有一定成效。此外，兒茶素抗氧化功能很強，想抗老化的人可以每天適量飲用。

蘋果
原花青素（proanthocyanidin）

　　蘋果中所含的原花青素（proanthocyanidin）能夠有效幫助消化吸收、降低血液中的中性脂肪，對於抑制脂肪囤積也相當有效。而且原花青素（proanthocyanidin）也可有效對抗身上斑點的產生與抑制黑色素，進而達到美白效果，所以只要多吃蘋果就可以變漂亮了！

青辣椒
辣椒素（capsaicin）

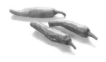

　　青辣椒與辣椒中所含的辣椒素（capsaicin）成分能夠促進新陳代謝、活化體脂肪燃燒。更能改善血液循環，讓血液流通順暢進而排出體內廢物，也可以改善手腳冰冷等症狀。

雖然不是什麼病痛卻又讓人不舒服的身體小毛病，
如：精神散漫、失眠睡不好、易怒易疲倦……等。
只要藉助蔬菜水果的力量，就能把這些煩惱拋得遠遠囉！

提升免疫力、趕走病痛，還你健康的體質！

香菇

香菇嘌呤（eritadenine）、香菇精（lenthionine）

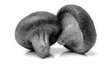

　　從香菇中發現能夠降低膽固醇的香菇嘌呤（eritadenine），是最近最受注目的植化素。此外，曬乾後的香菇香氣中所含的香菇精（lenthionine）成分，可以有效潔淨血液。香菇若是加熱時間過久，營養成分會被分解，因此請留意烹調時間。

香蕉

丁香酚（eugenol）、β-胡蘿蔔素等等

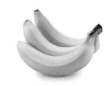

　　帶有獨特香甜味的丁香酚（eugenol）能使白血球增加、提高免疫力。香蕉熟成之後若外皮表面產生的黑色斑點，則是丁香酚（eugenol）增加，果肉香甜的特徵。香蕉也含有具抗氧化作用的 β-胡蘿蔔素與口感略帶澀味的丹寧酸（tannin）。

薑

薑辣素（gingerol）、薑烯酚（shogaol）

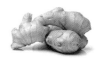

　　本身帶有辛辣味的薑辣素（gingerol），有助白血球增加及提升人體免疫力的功效。加熱之後成分中一部份會變化為薑烯酚（shogaol），此成分可使人體體溫升高進而提高免疫功能。而這兩種主要成分對於殺菌、胃部保健、舒緩咳嗽或喉嚨痛等，都有相當大的幫助。

茗荷

藻烯（pinene）、花青素（anthocyanin）

又稱蘘荷，是一種薑科的植物，香味來自成分藻烯（pinene），主要能夠刺激腦部緩和壓力，並促進血液循環使體溫上升、增進食慾及幫助消化。茗荷外觀的紫紅色來自於花青素（anthocyanin），因此有助於眼睛保健與抗老化。

綠色韭菜

山奈酚（kaempferol）、硫化丙烯（diallyl disulfide）

山奈酚（kaempferol）能夠抑制不安的情緒、鎮定疼痛及預防骨質疏鬆，也具有抗氧化作用，及抗癌抗發炎抗過敏等各種功效。而韭菜氣味來源的硫化丙烯（diallyl disulfide），則有促進消化作用，其中另含有大蒜素（allicin）能幫助恢復疲勞。

柳橙

檸檬烯（limonene）、橙皮素（hesperidin）

果皮部份含有香氣來源成分的檸檬烯（limonene）有助放鬆身心。果皮白色部份及絲狀纖維則含有橙皮素（hesperidin）能強健血管功能、並助於膠原蛋白增生。並含有高抗氧化作用的 β-玉米黃素（β-cryptoxanthin），100g 含量中含有 130 微克。

春菊

藻烯（pinene）

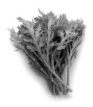

春菊香味成分的藻烯（pinene）可以刺激腦部達到放鬆作用。同樣為香味成分的苯甲醛（benzaldehyde）則能促進自律神經運作、幫助腸胃消化及鎮定疼痛等功效。所含有高抗氧化作用的 β-胡蘿蔔素，100g 含量中含有高達 4,500 微克。

花椰菜芽
蘿蔔硫素（sulforaphane）

帶有辛辣成分的蘿蔔硫素（sulforaphane）能夠活化肝臟的排毒功能、淨化致癌物質。相較於發芽後的花椰菜，嫩芽時期的花椰菜所含的蘿蔔硫素（sulforaphane）高達 30~50 倍之多，也有助於抑制體內脂肪堆積。

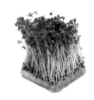

香菜
芳樟醇（linalool）

芳樟醇（linalool）是香菜獨特香氣的味道來源，有助於舒緩身心及避免病毒感染。香菜香氣成分中的水芹烯（phellandrene）、兩種藻烯類（pinene）成分能刺激神經提振精神，而檸檬烯（limonene）有舒緩身心及抗癌功效。

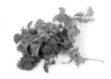

蘆筍
穀胱甘肽（glutathione）、多酚（rutin）等

穀胱甘肽（glutathione）能夠強化肝臟功能有助排毒之外，對於抗氧化、美白與抑制全身老化也相當有功效。蘆筍尖端部份有豐富的多酚（rutin），能有效防止動脈硬化及高血壓。蘆筍根部含有天門冬醯胺（Asparagine），能增強免疫力、使細胞恢復正常生理狀態，並可幫助身體排除多餘水分、有益排毒及消除疲勞。

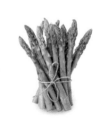

水芹
異硫氰酸酯（isothiocyanate）、黑芥子苷（sinigrin）

含辛辣成分的異硫氰酸酯（isothiocyanate）能活化肝臟的排毒功能、有效淨化有毒物質。另一種所含帶辣味的成分黑芥子苷（sinigrin），則與山葵一樣有抗菌的功能。

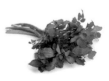

將蔬果變身為佐料或飲品！
為生活多添加一點植化素

西洋芹
芹菜腦（apiol）等等

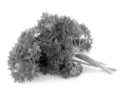

　　讓西洋芹具有獨特氣味的芹菜腦（apiol）與藻烯（pinene）有助消化、防止產生口臭及抗菌作用。而西洋芹青翠的綠色含有葉綠素（chlorophyll），能有效抗衰老及抑制癌症。100g 的成分中含有 7,400 微克的 β- 胡蘿蔔素有助於身體抗氧化。

黑芝麻
芝麻明素（sesamin）

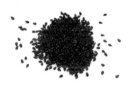

　　芝麻素與芝麻明素等是相當具有抗氧化力的植化素。芝麻明素除了抗氧化力強之外，還能有效分解肝臟中的酒精。此外，黑芝麻的成分中還含有花青素，因此也能有助於抵抗老化。

紫蘇
β- 胡蘿蔔素

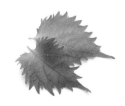

　　100g 的 β- 胡蘿蔔素量，在紫蘇葉的部份就高達 11,000 微克，而實際上含量達到 2,600 微克就算很厲害。而紫蘇葉常佐以蕎麥麵、義大利麵或麵包食用，來攝取其能夠抗氧化的營養素。紫蘇的香味來源紫蘇醛（perillaldehyde），有強效抗菌及防腐作用。

本身具有特殊香味或辛辣味的這些蔬果們，是植化素的寶庫。
讓我們從日常生活中最常接觸的
飲品與油脂類著手，好好攝取營養吧！

柚子
橙皮素（hesperidin）、檸檬烯（limonene）

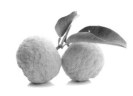

主要香氣來源的檸檬烯（limonene），能促進腦部運作使思緒清晰。柚子果皮內側白色部份與長條絲狀的纖維中所含的橙皮素（hesperidin），能促使膠原蛋白合成，這兩種成分皆能有效改善血液流通及身體保暖。同時也含有 β - 胡蘿蔔素來幫助身體抗氧化。

鴨兒芹
香葉烯（myrcene）、β - 胡蘿蔔素

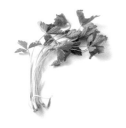

讓鴨兒芹散發清爽香氣香葉烯（myrcene），可以提升肝臟及腎臟功能加強排出體內毒素。富含高抗氧化的 β - 胡蘿蔔素，100g 的 β - 胡蘿蔔素中，處理掉根部的鴨兒芹（切鴨兒芹）約為 720 微克、沒有處理根部的鴨兒芹（根鴨兒芹）約 1,700 微克、青鴨兒芹則是含有 3,200 微克之多，當令時節的春季可以多多食用。

迷迭香
鼠尾草酸（carnosic acid）等等

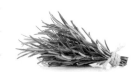

迷迭香富含許多香氣成分，其中桉葉醇（cineol）有抗菌作用、藻烯（pinene）能強化身體機能，樟腦（camphor）有效對抗病毒、芳樟醇（linalool）則具有抗感染及安定情緒的效用。鼠尾草酸（carnosic acid）能夠活化抗氧化及幫助身體排毒進而保護大腦。

薑黃
薑黃素（curcumin）

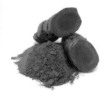

　　和咖哩很像的黃色色素薑黃素，有著很強的抗氧化能力，能夠將活性氧與有害物質無毒化。能預防血栓或癌症，也能有效降低血液中的膽固醇。秋薑黃由於含有豐富薑黃，因此剖面呈現深黃色。

紅茶
茶黃素（theaflavin）

　　紅茶中的茶黃素具有抗氧化作用，能預防血中的低密度脂蛋白膽固醇（LDL-c）酸化，預防高血壓及抑制體內脂肪吸收。此外，也有助於預防伴隨年齡增加而好發的痴呆症，以及有效抑制因骨骼疏鬆而引起的骨骼受損。

咖啡
咖啡綠原酸（chlorogenic acid）

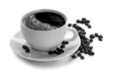

　　咖啡中的綠原酸不僅能抑制脂肪或糖份的吸收，也能使體內脂肪燃燒加速，因此對於減肥有很大的幫助。此外咖啡的抗氧化能力也很強，能有效預防皺紋，由綠原酸轉變而成的咖啡酸則具有抗老作用。

紅酒
白藜蘆醇（resveratrol）等等

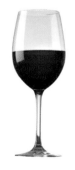

　　由葡萄皮與莖部所抽取出來，且被喻為「恢復年輕成分」的白藜蘆醇（resveratrol），能夠去除活性氧預防癌症，能活化長壽的遺傳因子，對於預防動脈硬化與血栓也相當有效果。內含的花青素除了具有高效的抗氧化作用之外，更能夠預防眼睛疲勞或老化、預防生病等效果。楊梅黃酮（myricetin）也具有很強的抗氧化作用。

山葵

異硫氰酸酯（isothiocyanate）等等

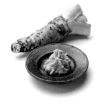

　　辛辣成分的異硫氰酸酯（isothiocyanate）能抑制造成中風及心肌梗塞主因的血栓形成，也可預防癌症。由於蘿蔔硫素（sulforaphane）是含硫配醣體（glucosinolate）的水解物，因此也具有能夠將致癌物質排出體內的功效。

昆布

藻褐素（fucoxanthin）

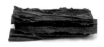

　　昆布、海帶芽與羊栖菜中所含的黑色素藻褐素（fucoxanthin），不僅能抑制體內脂肪堆積，更具有能夠活化促進脂肪燃燒的蛋白質物質，進而使減肥效果有加乘的功效，促進運送至肌肉的糖分吸收，使血糖不易上升。

芝麻油

芝麻明素（sesamin）等等

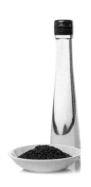

　　即使在植物油中芝麻明素（sesamin）與芝麻素酚（sesaminol）的含量仍然很高，這些成份能抑制低密度脂蛋白膽固醇（LDL-c）的酸化。此外，芝麻明素（sesamin）能夠使低密度脂蛋白膽固醇不易被腸道吸收，也能有效幫助肝臟分解酒精改善肝功能，對於調整血壓與自律神經也相當有助益。

米糠油

穀維素（γ-oryzanol）、生育三烯酚（tocotrienol）

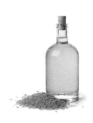

　　榨取米糠所製成的富含營養的油品。米糠油有非常特別的成分穀維素（γ-oryzanol）與生育三烯酚（tocotrienol），具有相當強的抗氧化作用，也能有效降低血液中的膽固醇。此外，也被拿來當做抗憂鬱的藥品使用，對於改善更年期症狀及腸胃症狀也相當有效。

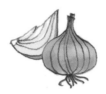

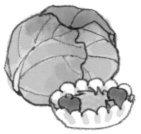

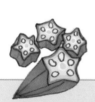

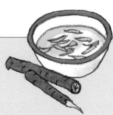

Chapter 4

有機、天然食品
令人感到安心與幸福

「有機」給大家的印象是「對身體很好」或是「食用安心無虞」，
而實際的情況為何呢？究竟有機食品有著什麼樣的功效呢？
讓我們請有機食品專家一一為大家說明。

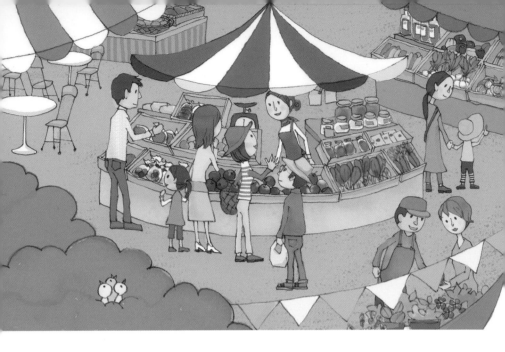

在我們將蔬果完整吃下肚前，
必需要好好瞭解的事！

有機食品讓女性更美麗

　　現在這個世代，很常在超市或是網路上看到「有機」一詞。「有機」給大家的印象是「對身體很好」或是「食用安心無虞」，而實際的情況為何呢？究竟有機食品有著什麼樣的功效呢？讓我們請有機食品專家為大家說明。

　　最近很常聽到「植化素多存在於蔬果的果皮及根莖部位。因此，若是能完整食用這種有機飲食對人體很好」這樣的話。

　　會這麼說的其中一個理由是因為「農藥」。因為有機栽培所能夠使用的農藥種類有所限制，所以我們認為這是比一般栽培法來得安全的原因（詳細說明請見 P.89）。另外，透過有機栽培種植出的蔬果營

養價值，也較一般種植的蔬果高出許多，這也是大家認為「有機較好」的另個原因。我們用以下圖表來顯示，有機蔬果所含的植化素與一般蔬果多出多少（見下圖）？

　　與普通的蔬果相比，有機栽培的蔬果所含的植化素豐富很多。詳看這之間的差別會發現，像是葡萄與西印度櫻桃所含的花青素、蘋果與菠菜中所含的槲皮素的量高出了 150%；而檸檬和柳橙中有的橙皮素竟然高出了 170%！

　　但是，所謂的「有機」究竟是什麼呢？我們請到了 International Organic Therapy Association※ 的代表理事的鳥塚來為我們解惑。

　　「所謂的『有機食品』其實是指通過『JAS 日本有機農業標準認證』的農產品或加工品。不只是蔬菜水果等這類農產品，其他像是醋或醬油等等的調味料、甜點或是酒類等加工品也是有所謂的有機。順代一提的是，國外的有機食品多為肉類或魚類的生產販賣等等。此外，近來像是有機化妝品或是有機棉花也相當受歡迎。※」

　　現今，最受大家關切的「有機食品」的好處與選購方式，若想要完全掌握這些絕對不能錯過的 check point，那麼就繼續看下去吧！

有機食品所含植化素較為豐富

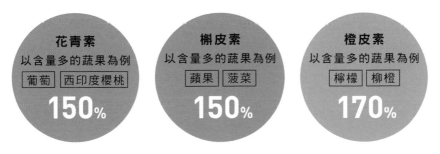

※International Organic Therapy Association：
http://www.organictherapyschool.org/introduction-2/）
※ 由於日本針對使用有機素材的衣料類、日常用品或化妝品等等相關產品皆有認證制度，關於食品以外的部份，對於「有機」的界定比較模糊（2016 年 6 月迄今）。

令人感到安心、幸福！
食用有機食品的優點

　　全球擁有 1/4 有機農地的「有機栽培大國」是澳洲。此外也有許多的專賣有機食品的超市，即使是一般超市中，普通農產品也是與有機產品一起販售。澳洲有機蔬果的售價雖然高了 1.5 倍，但比日本便宜兩倍，價格相當親民。

　　在澳洲，有機食品是最貼近生活的選擇，你不需要到特別販賣有機食品的超市，就能夠在一般超市購得所需的有機食品。通常這種時候我就會意識到，若想變美要從體內做起，因此會試著挑選有機食品。

　　開始了有機生活後的一個月，鳥塚理事的肌膚看上去已有明顯的變化。

　　「我們所吃的食物造就了我們的身體健康。只要無論何時都希望能夠變美變健康，而且身為女性總是希望越活越年輕漂亮，那麼這也許就是好好瞭解有機食品相關的最佳契機。」

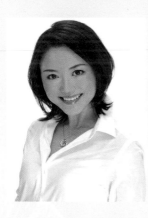

專家介紹

International Organic Therapy
Association 代表理事
鳥塚ルミ子

在紐西蘭及澳洲經營リフレクソロジー・アロマセラピーサロン的機構逾 10 年。在澳洲習得了有機相關資訊，回到日本之後，則積極宣傳有機的魅力與正確觀念等活動。
www.organictherapyschool.org

當你接觸有機生活後，
會有怎樣的變化呢？

◎ 因忙碌與乾燥導致崩壞的肌膚，在不知不覺中變美了。

◎ 以往總是因經期來而疼痛不堪，現在則是順順的來。

◎ 精神變好不易疲憊，再忙也不易感冒生病。

有機食品是世界潮流！

全球有機食品市場大約為 800 億美元（2014），其中美國約占 385 億美元、歐洲各國約為 350 億美元，而這兩國於有機市場上的支出占了全球約九成。這相當於美國每人每年於有機食品的平均花費約為 8,450 日元、歐洲則是 4,766 日元、日本則是約 1,040 日元（2009 年），感覺還不夠普及。

市場規模則以歐盟及北美是領導地區，成長最快速的地區是：美國、德國、英國、法國及義大利。而歐盟、美國及日本是全球三大主要輸入有機產品的地區。有機產品依需求由高往低排行分別是：有機蔬果、有機乳製品、有機肉品、有機飲品、其他有機食品。

有機食品令人安心的理由

非基因改良

　　所謂「基因改良」是將農作物與其他生物（主要是微生物）進行基因重組，由人為栽培讓農作物更耐農藥是一種人工培育出的品種。順代一提，「品種改良」是只單純由人工受粉，利用植物本身的生育力來繁殖，與基因改良完全不同。「若是使用這種技術，則可能繁殖出超出自然界範圍的植物或動物。而這會對環境涉及怎樣的影響？食用了對人體會造成怎樣的影響？這一切都是未知數。安全與否無法斷然言之。」

盡可能使用較為天然的農藥或肥料

　　「有機食品等於無農藥」這是有機食品帶給人的誤解，其實就算是有機食品也是有使用農藥或肥料的。但是，有機食品所使用的農藥肥料都有很嚴格的規範，例如：用以動物的糞便所製而成的肥料為主，加上其他取自天然的材料來施肥，並要選擇對人體造成最少負擔以及損害環境風險最低的農藥肥料。「因為顧及營養與美味，若想要連同果皮一同食用，那麼選用能夠讓人們吃得安心的有機食品，也是一個很好的選擇。」

濃郁香氣與天然美味，是有機食品的最大優勢

　　常常聽到有人在說「有機食品好好吃唷！」讓我們來思考人們會這麼說的原因，首先，植物發揮本身具有的生命力，若是沒有使用最基本的農藥或化學肥料的情況下，那麼要用來做為種植耕地的土壤就很重要，在栽培上是需要花費更多心力來照顧的。再來，為了讓蔬果能夠帶皮食用，所以香氣與口感上也比一般蔬果來得濃郁強烈。「有機栽培的香料或香草確實香氣較佳，只要將香料加進料理裡，整個香味便提升了一個層次。」

台灣的「有機」是由哪些法令來規範的呢？

　　台灣的有機產品，包括農產品、加工品、以及進口的有機產品，是由「農產品生產及驗證管理法」所規範。除了有機產品之外，它也同時規範了「優良農產品」及「產銷履歷農產品」。內容包括了這些產品如何進行驗證、安全管理、查驗取締及罰則等，這項法規只是概要性的規定。詳細的作法，農委會根據它的授權，制訂了「有機農產品及有機農產加工品驗證管理辦法」。至於「有機」應該怎麼做、可以用什麼、不准用什麼，則是在管理辦法的附件一「有機農產品及有機農產加工品驗證基準」中規定。

有機蔬果是這樣產生的！

農藥 · 耕地 · 環境 · 栽培法 —— 勞心費力的理由！

日本國內的農作耕種面積當中，僅僅 0.2% 的面積是用來種植有機蔬果。

在這僅有的小小農地裡，是這樣費盡心力的種植栽培著各種作物。

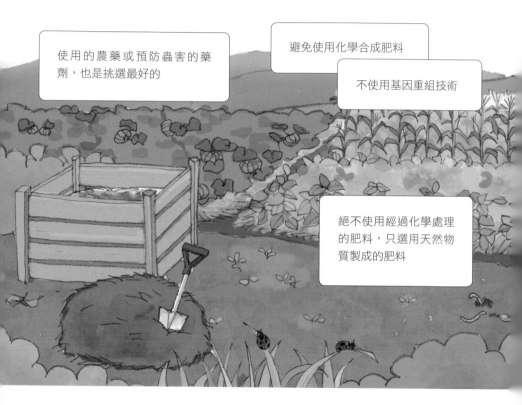

使用的農藥或預防蟲害的藥劑，也是挑選最好的

避免使用化學合成肥料

不使用基因重組技術

絕不使用經過化學處理的肥料，只選用天然物質製成的肥料

　　日本以 JAS 法做為基礎，針對有機食品及其加工產品，制定了所謂的『JAS 日本有機農業標準認證』規定（插圖是截取自 JAS 規定中的一小部份加以介紹）。讓生產廠商能夠確實的遵照規則生產，獲得認證機關認可的廠商將會獲頒「有機認證標章」。只有貼有此認證標章的食品，才能被認定為「有機栽培」或「有機食品」。而沒有此標章的商品和魚目混珠的標籤當然就不合格！

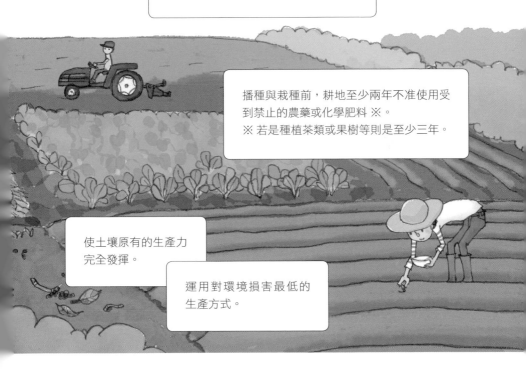

追溯根源，嚴格規範生產流程。

耕地周圍起，便禁止使用噴灑或可能會流進耕地裡的農藥，採取必要防範手段。

播種與栽種前，耕地至少兩年不准使用受到禁止的農藥或化學肥料 ※。
※ 若是種植茶類或果樹等則是至少三年。

使土壤原有的生產力完全發揮。

運用對環境損害最低的生產方式。

有機加工食品又有什麼樣的規則呢？

　　有機加工食品其實與有機農產品相同，以 JAS 日本有機農業標準認證。其加工食品的條件首先為「原物料除了水份與鹽份之外，有機成份必須高達 95% 以上的農產品・畜產品・加工食品。」為了保有有機食品的特性，「利用物理特性或是生物機能加工法」。其它部份則是「盡量避免使用化學合成的食品添加物或藥劑」等規定。有機食品不論是在原物料方面、生產方式上，都追求安心與安全。

為了未來的美麗與健康，就從今日的飲食開始改變！

女性最想瞭解的「飲食危機」

　　從有機食品主要產地澳洲學成歸國之後，進而於日本國內投身徹底學習有機相關範疇並於 2010 年設立了 International Organic Therapy Association 的代表理事鳥塚小姐。在瞭解有機食品的過程中，發現了某個不同的看法。

　　「在瞭解有機食品為什麼對人體有益的同時，我察覺到了我們平時無意間吃下肚的食物，到底潛藏著什麼危機。」

　　舉例來說，農藥中所含有被疑為「環境荷爾蒙」的物質，像這樣的物質若被人體吸收，則會影響正常荷爾蒙運作。有可能是造成像是不孕症或子宮內膜病變等，或是造成生育器官異常、乳癌、子宮頸癌等的原因。除此之外，像是憂鬱症這類心理疾病、智力衰退、缺乏注意力、對於壓力的過度反應、過敏等等，都被認為與這類物質有關。

　　「現今社會有著『跨世代毒性』一詞。意指經由長年累積在母體中，被濃縮的毒素進而被胎兒所接收的狀況。因此從此刻開始，將來有可能會結婚、生子、教養子女的女性朋友們，除了瞭解食材，更應該要懂得挑選『正確食材』」。

　　當然，若是能夠選用以有機食品製成或加工的食材是最好的。但若是考量到時間、購得便利性及費用上等現實層面問題的話，倒也不用將所有的飲食全改變為有機食材。

　　「當我們留意『吃進』身體的東西同時，也試著瞭解那些由體內『排出』的物質。例如：蔬果中含有能夠將人體所吸收的有害物質自動排出的成分。**掌握充分運用食物的特性，不造成身體負擔讓自己變美的技巧，打造不易生病的身心。**」

　　瞭解食物特質與飲食方式，這是我們邁向未來的健康與美麗的第一步。

鳥塚小姐飲食法

透過健康飲食，讓體內廢物排出的四個技巧

1. 藉由「螯合蔬菜」，排出體內有害金屬

舉凡像是香煙煙霧中所含的鉛或鎘、海鮮內含有的水銀、讓麵包膨脹所使用的含鋁泡打粉、加工肉品中的化學添加物等等，都會在體內堆積成各種有害礦物質。這時候我們就要運用能夠讓這些有害物質難以被身體吸收的「螯合蔬菜」。例如：含有硫磺化合物類（植化素的一種）的蔥、韭菜、大蒜、洋蔥等味道較重的蔬菜，或者是花椰菜、菠菜的效果也很好。

2. 善用「具排毒效果的蔬菜」將有害物質無毒化

肝臟是分解酒精、藥物或食物添加物等等，進入體內的各種有害物質的器官。當肝臟效能高的時候，能夠快速有效排毒。我們所知道具有排毒功效的蔬果有大蒜、薑、洋蔥、花椰菜、白菜、高麗菜或白蘿蔔，這類蔬果都富含能夠提升肝臟排毒效果的成分。此外，像是薑黃、蕃茄或是藻類等等也有其效用。

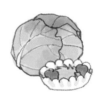

3. 攝取膳食纖維幫助清空腸胃

人體中 75% 的有害物質會隨著排便排出體內。一旦便秘的話，有害物質就會囤積體內，而這些毒素就很有可能會被人體吸收，所以我們要多多攝取膳食纖維食物來預防便秘發生。由於膳食纖維含有能夠刺激腸道使排便順暢的『水溶性食物纖維』，而『非水溶性食物纖維』則能增加排便量。富含有助消解便秘的水溶性食物纖維的食材有：酪梨、牛蒡、黃麻、秋葵、豌豆和紅蘿蔔等等。

4. 去皮、撈除浮沫雜質再食用

食用非有機食品時最令人憂心的莫過於農藥殘留。因為農藥幾乎存在於蔬果表面，就算食用前用水清洗，但還是去皮食用最為安全。此外，像是蕨類、菠菜或是牛蒡等蔬菜，在烹煮時會產生浮沫雜質，將這些吃下肚則會影響養分吸收，是疾病的根源。建議用水煮過或將水份瀝乾，因應蔬菜特性使用不同的方式，將浮沫去除後再食用。

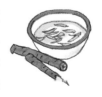

將小松菜放置 10 天過後，會有怎樣的變化呢？
驗證有機蔬菜的「生命力」！

蔬菜達人、有機食品專家與栽培有機蔬菜的農夫都説：「有機蔬菜跟一般蔬菜就是不一樣」！
那麼，我們就透過將蔬菜放置 10 天來看看，有機栽培跟一般種植，這兩者有怎樣的差異？

第 2 天

第 3 天

第 4 天

第 5 天

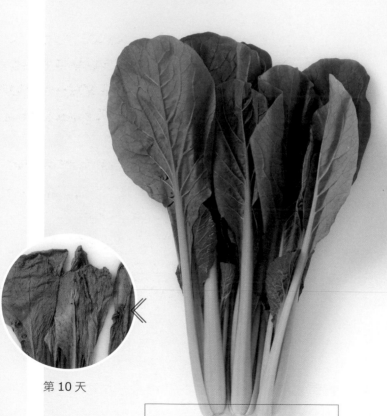

第 10 天

使用一般栽培法的
小松菜

有機蔬菜仍充滿綠意！

結果

將小松菜放置在常溫陰涼處觀察，會發現一般種植法的小松菜約在第四天起葉子開始變黃枯萎。反觀透過有機栽培的小松菜到了第五天，葉子尖端才開始慢慢變色。現在也有「有機栽培法的蔬菜具有較高的抗氧化能力」的論文發表驗證，有機栽培的蔬果果然能夠帶給我們很棒的能量。

第 2 天

第 3 天

第 4 天

第 5 天

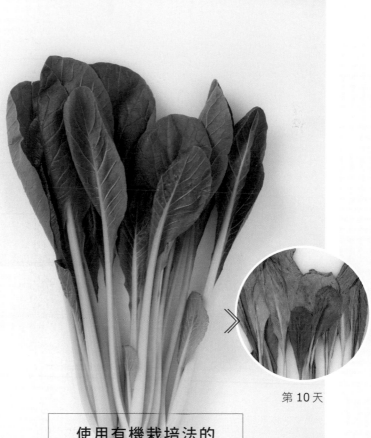

第 10 天

使用有機栽培法的
小松菜

ORGANIC LIFE in L.A.

洛杉磯的有機生活

清新空氣、蔚藍天空，擁有得天獨厚氣候的洛杉磯，有機蔬果在這裡的售價相對便宜。

對於洛杉磯的人們而言，有機生活並不只是一種口號，而是完全實踐在日常生活中。

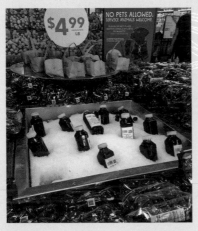

櫻桃汁6盎司（約180ml）售價 US$4.99，大量陳列在 Whole Foods Market 明顯位置。

多喝新鮮果汁，維生素輕鬆補給。

洛杉磯人特別喜歡喝果汁！最愛新鮮柳橙汁或是當令季節果汁。由於果汁是大量水果濃縮而成的，維生素的補充上相當足夠。當下買了喝光光，就不會錯過任何攝取營養的機會。

擁有高抗氧化力的
新鮮莓果不可放過。

　　莓果類一年四季在超市或一般市場內都買得到，特別是春天至夏天這段期間，常常會同時供應 3~4 種不同種類。由於莓果類所含的抗氧化成分多存在於果皮中，因此不去皮完整食用是最健康的吃法。可在早餐時把莓果加進麥片或優格中一起食用，或當成日常點心都非常健康。莓果類在日曬強烈的 LA 是不可獲缺的水果。

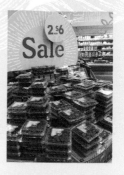

這天超市的覆盆子正在促銷，兩盒只要 US$6，非常新鮮！

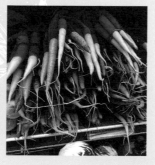

左上照片是櫻桃蘿蔔、棗。左下照片是綠色及彩色甜菜。右圖則是「rainbow carrots（彩虹胡蘿蔔）」。他們可是替餐桌增添了許多色彩。

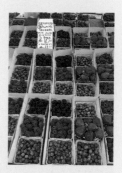

草莓、覆盆子、藍莓跟黑莓，任選三盒只要 US$10。

超市裡引人注目的紅色蔬果大軍。

　　櫻桃蘿蔔、各式棗類、紅蘿蔔或是葉菜類的甜菜等等，在超市的貨架上是相當顯眼醒目。紅蘿蔔或是甜菜會挑出紅色、黃色或橘色的綁成一束販售，稱之為「Rainbow ○○（彩虹蔬菜）」。多多攝取各種顏色的蔬果，有助營養均衡。

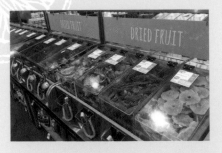

由於是採秤重販賣，所以各種少見的種類都可以各買一點來品嚐。

※ 智利酒果（Maqui Berries）：又稱馬基果，能用於補充能量及提升免疫力，還可以預防動脈硬化、調節血糖。可以加入燕麥片、果汁中食用。

發掘許多少見水果種類！多達20款以上的新鮮水果乾。

洛杉磯人必吃的午後點心就是新鮮水果乾。除了有鳳梨、芒果之外，還有智利酒果乾（馬基果※）、白葡萄乾、火龍果乾等少見的種類。在這間超市就販售了超過20種以上的水果乾，整排的水果乾放在透明箱子裡秤重販賣，廣受各種年齡層的市民喜愛。

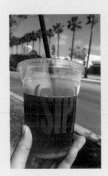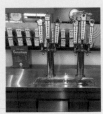

如照片中所見，很像供應啤酒的機器，倒入杯中後飲用。因為採自助式販售，因此可以多多嚐試不同口味。

同時攝取酵素與植化素，水果康普茶登場！

富含維生素、礦物質與酵素，相當有人氣的「KOMBUCHA（康普茶）」添加水果提升了口味與營養。KOMBUCHA（康普茶）有草莓、蘋果與無花果等口味，可以品嚐到略帶氣泡的溫醇酸甜水果滋味，很容易就愛上這款飲品！很受女性歡迎。

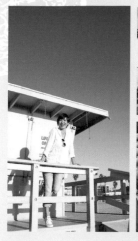
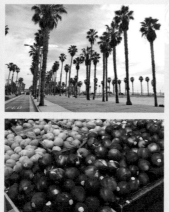
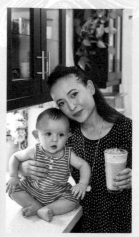

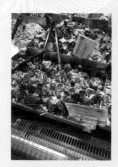
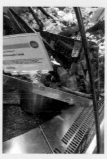

添加果乾與蔓越莓
後色彩更為繽紛。

略微火烤的鮮紅木
瓜搭配新鮮藍莓的
沙拉。

將水果融入沙拉或配菜中！

　　在超市、每日沙拉或是配
菜中都加有大量的水果入菜。
將一般果乾、蔓越莓佐沙拉或
是搭配略微火烤過的蔬菜與肉
類。不但做法簡單，賣相與營
養也能兼得。

organic beauty life style **1**

在 LA
漂亮過生活的
日本部落客

Friedia 小姐

Friedia，1980 年出生。在 90 年代
以藝名こずえ鈴活躍在日本藝能界。
現在於 LA 經營的 youtube 頻道擁有
超高人氣。近日剛產下第一個寶寶。
http://friedia.com/

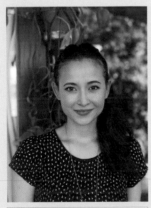

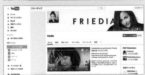

youtube 主要介紹彩妝、流行
時尚、lifestyle、DIY 等為主，
以英日語同時發文。
http://www.youtube.com/
user/friedia

10 年前以當紅藝人身份活躍於藝能界之後，移居至洛杉磯。當時的她似乎深受倦怠、易感到疲憊等身體不適所苦。

「就在那時候，她聽從友人建議開始改變攝取大量蔬菜的飲食生活。於是，她的身體漸漸恢復健康、膚質也變好了。自此之後，她就徹底愛上蔬果的魅力！」

當然那陣子也經歷過試著不吃素不生食的時期。「現在，為了能多多攝取蔬菜因此沒有任何設限。因為先生是美國人，肉食主義，因此晚餐時我也會一起享受各種肉類料理。」

因為今年生了第一胎，到目前為止每天都睡眠不足。「媽媽不斷叮嚀我與寶寶要多吃蔬菜水果。因此，在食材上當然會挑選最令人安心的有機食品。現在每天都忙著照顧寶寶，更要利用蔬果的力量來支撐！」

有 機 生 活 帶 來 的 改 變 ！

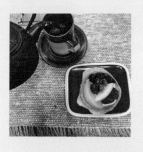

味覺有了變化！
更能細細品嚐出蔬果美味。

「自從調整成大量食用蔬果的飲食生活後，漸漸得更能夠嚐出食材本身的天然美味。現在就算讓我少吃一點最愛的甜點，也完全沒有問題！」

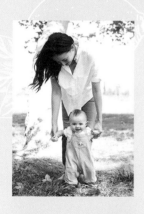

有機蔬果生活讓情緒不易起伏，
再忙也不易感到懶散無力。

「每天都過著拍照發文、上傳影片、經營 SNS 與照顧小孩的忙碌生活。但是每日充份攝取蔬果的營養，讓我再忙都不覺得累，也不會感到懶散無力。」

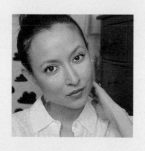

靠著多吃有機蔬菜，
不論膚質或體質都漸漸改善！

「身體感到不適的時候，只要稍微調整為多吃蔬菜的生活模式，身體狀況就會明顯改善。生活在日照強烈的 LA，多虧了蔬果的營養才能保持好膚質。」

早晨就從輕食開始，飲用綠色食材為主的果昔。

也是因為寶寶還很小，果昔製作簡單省時，又能充份獲得營養，是家中早餐固定菜單。
材料的部份選用香蕉與橄欖菜，再加些帶點甜味的蔬菜。

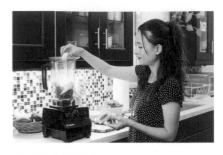

這天喝的是香蕉、橄欖菜加西洋梨的果昔。

8:00 Wake up
起床。

10:00

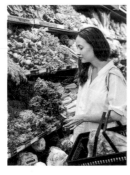
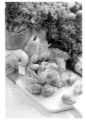

到超市採買，盡可能都選購有機蔬果。

通常都是到 Whole foods Market 或 Trader Joe's 等挑選有機食材。「像是常被拿來做沙拉或果昔的橄欖菜，或是以橄欖油煎炒的高麗菜苗等等，都是我家冰箱中最常見的食材。」

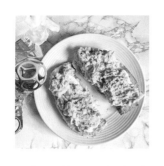

即便是簡單的午餐也要營養滿分。

趁著寶寶午睡的小空檔迅速準備自己的午餐。像是酪梨就富含營養及維生素 E。

12:00

藉著照料小盆栽，把握短暫悠閒時光放鬆一下。

每天被小孩與工作追著跑，現在幾乎快要沒有屬於自己的時間。利用短暫的片段，照顧花花草草，稍作喘息。「就算不特別做什麼，只要待在綠意盎然的屋子裡也能充份放鬆。」

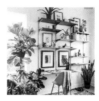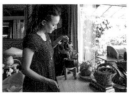

15:00

23:00 Sleep
就寢。

12:00~15:00 是寶寶午睡的時段。

六個月的小寶寶

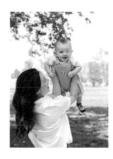

到公園溜小孩。

天氣好的時候，就會帶著寶寶到附近公園散散步。「到戶外透透氣轉換一下心情、稍微運動一下，盡情享受當下。無法外出時，待在家做點深蹲等運動，盡可能保持緊實體態。」

在 LA
漂亮過生活的
美女製作人

平野宏枝 小姐

平野宏枝小姐，1981 年出生，
人稱美女製作人。從事媒體演
出、演講活動、商品企劃宣傳、
寫作等等，跨足許多不同範疇。
目前正過著往返東京與 LA 的
空中飛人的生活。

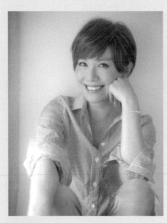

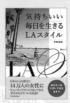

集結了平野小姐積極樂
觀的人生觀與生活態度
的第一本著作「持ちい
い毎日を生きるＬＡス
タイル」好評發售中。

截至目前為止，已經替超過
14 萬女性提供美容相關建議。
她寫作出書、創立保養品牌、活
躍於美容領域，生活可說是忙到
不可開交。然而支撐她的活力來
源，便是在洛杉磯生活時所養成
大量食用蔬菜的習慣。

「我往返東京與 LA 的生活
已有四年之久了。因為在 LA 可
以很便宜的購入有機食材，於是
蔬菜的食用量大幅增加。也因如
此，覺得身體變得清爽許多。」
即使回到了東京，仍會維持我在
LA 的生活方式。

「以前超愛吃甜點，可以輕
鬆解決 2~3 片蛋糕，但是現在卻
變得對甜點一點慾望也沒有。此
外，日常生活中也盡量避免吃進
含有添加物的食品，所以完全不
碰便利商店賣的食物。飲食是身
體健康的基礎，只要能夠順應身
體的需求而正確飲食，那麼自然
能夠提升工作表現。我之所以能
夠應付這麼忙碌的生活，全都拜
有機飲食所賜。」

有 機 生 活 帶 來 的 改 變 !

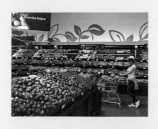

越吃反而越對蔬果著迷。

「深綠色是 LA 蔬菜的特色，而且我覺得這裡的蔬菜味道都很重。像是之前在日本沒吃過的橄欖菜，現在就成為我家餐桌上不可或缺的食材！」

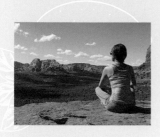

適當放鬆身心，工作事半功倍！

「為了讓自己能夠好好地整理思緒，讓工作能夠更加順利，非常需要靈感及創意。這時候就會以 Sedona（聖多娜）為起點，悠閒的散步放空，充份放鬆休息，以迎接更多挑戰。」

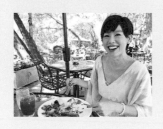

使用在地生產的蔬果食材。

「我住在 LA 的 Santa Monica，以當地盛產的蔬果入菜的餐廳琳琅滿目。也是因為受到這樣的影響，自然而然開始會使用當地當季盛產的蔬果來料理。」

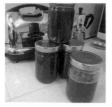
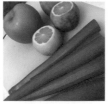

自製現榨冰涼蔬果汁

早上起床後，就會喝一杯冰涼蔬果汁來補充植化素與維生素。「會依當日狀況，使用不同的蔬果組合來製作果汁。剩餘的果汁，會先用密封罐保存，然後趁著還新鮮時喝完。」

8:00 Wake up
起床。　　　　　**8:30**　　　　　　　　　　　**11:00**

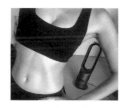

到著名的市集，
買齊一整個星期的食材

每週設攤一次，住家附近有名的市集裡，有著許多與超市相同售價的當令蔬果。

「我通常都是在快收攤前，以便宜的價格一次購入一星期的食材。」

藉由稍微激烈的瑜珈
喚醒身體

利用早上短暫的時間做瑜珈，是我每天的早課。「利用手機app 軟體運動 10~15 分鐘。透過激烈的瑜伽喚醒身體機能，精神飽滿的開始一天的生活。」

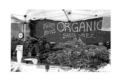
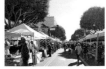

騎著自行車到
最愛的咖啡廳工作

我通常都在住家附近一間最愛的咖啡廳裡工作。「到哪全靠自行車是我的作風，就算咖啡廳前有階梯我也不怕。將自己置身於最愛的環境工作，絕對有很高的效率。」

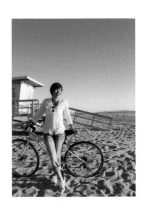

18:00

14:00

23:00 Sleep
就寢。

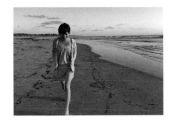

在海邊享受悠閒片刻

偶爾發呆、拍拍美麗的夕陽，又或是在沙灘散步，悠閒的放鬆一下。「但因為我創立保養品牌、設立專業美容資訊事務所的關係，這般悠閒時光實在是久久才能有一次。」

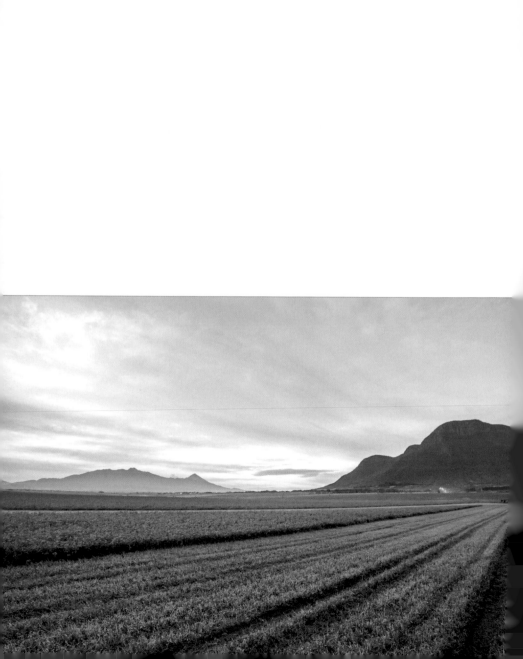

Chapter 5

孕育美味蔬果的
有機農法先驅者

Pioneer of Organic Farming

若為了輕鬆耕作、大量收成，

只要於栽種農作物時使用化學肥料或化學農藥，

那麼則無須擔心蟲害，農作物也能豐碩結果。

明知有不用勞心勞力的方法，但仍有許多人不辭辛勞全心投入，

選擇走在這條有機農作艱辛道路，數十餘年的有機開拓者。

他們究竟為何選擇有機農法？

讓我們造訪這塊擁有著乾淨土壤、水、空氣，

親力親為的人工所孕育出「安心安全」的美麗淨地，一探究竟。

從土壤到產品
絕不妥協

REPORT 1

紐崔萊（安麗）

Amway

　　80 年前在美國誕生且已有歷史的營養補充品品牌「紐崔萊」，維生素及營養補充品上的銷售是全球第一。這個品牌的創辦人是科學家卡爾・仁伯（1887~1973）。

　　約莫在 20 世紀初，那個一般家庭對於植化素、維生素及礦物質等的認識是少之又少的時代。當時，卡爾始終深信著「植物對於人體健康絕對有一定助益」，於是自 1927 年起開始鑽研植化素。在 1934 年，研究開花結果，成功研發出了綜合維生素及礦物質補充品。研發出綜合維生素及礦物質補充品的紐崔萊營養補充品品牌，便開始透過安麗進行銷售，廣受全球喜愛。

　　卡爾對於營養品的原料，像是蔬菜或水果的品質要求非常嚴格。因此，在 1942 年卡爾斥資買下了位於加州 Reseda 的農場，於該農場運用今天稱之為「有機農法」的栽植法種植蔬菜。現今紐崔萊於美國、墨西哥及巴西擁有近 6,000 英畝（約 2,428 公頃）、約莫 520 個東京巨蛋大小的有機農場，並且仍不斷擴大。此外，卡爾的兒子山姆・仁伯則完完全全繼承了卡爾的信念。

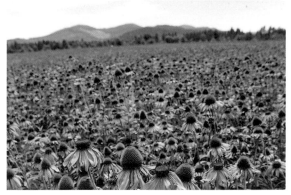

有機農場認證

鱒魚湖農場（華盛頓州）

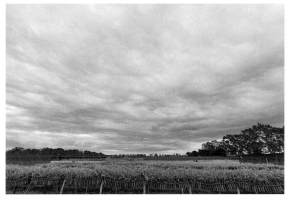

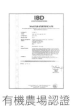

有機農場認證

田谷農場（巴西）

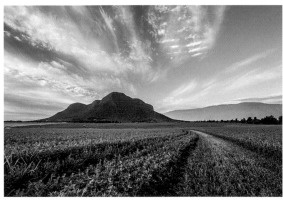

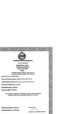

有機農場認證

培塔可農場（墨西哥）

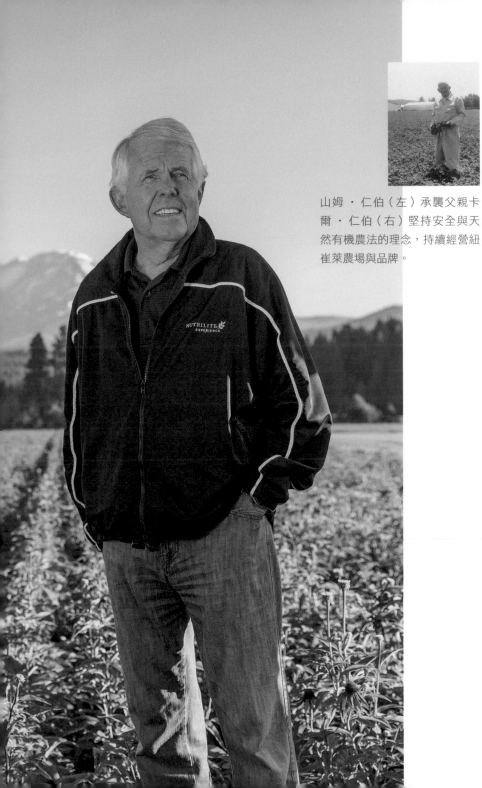

山姆・仁伯（左）承襲父親卡爾・仁伯（右）堅持安全與天然有機農法的理念，持續經營紐崔萊農場與品牌。

在「有機」一詞誕生前，
就已著手實踐有機農法！

　　卡爾·仁伯在很早之前就專注於植物營養所擁有的價值，換言之他可說是「植化素的先驅開拓者」。在這同時，他憑藉自己的雙手，在不使用農藥之下，有效運用大自然的力量全心埋首於耕作法中，也可說他就是「有機農法的先驅開拓者」。而他的兒子山姆·仁伯博士繼承了父親有機農法耕作的遺志，而究竟是什麼原因讓卡爾開始著手於有機農法？

　　「1934年開始販售的營養補充品，就是完全將植物所含的營養素全部都濃縮成精華。作為營養品原料的這些蔬菜，則是向當時住在南加州的農家所購入的。但是在生產過程中，父親發現了這些購入的蔬菜含有農藥成分。

　　既然經營能讓人安心的營養品品牌，那麼就一定要從原料開始講究不可。領悟到這點的父親便買下了位於加州山中的小農場，開始親自著手栽種作物。」

　　小時候父親在農場親自堆肥、驅蟲除草，在農地裡辛勤奔走的模樣，山姆博士依舊深深記在腦海裡。

　　「我父親，真的可說是有機農法的開拓者，但他將這稱之為『紐崔萊農法』。這個時期的有機農法究竟為何？也沒有任何標準可言。」

　　在卡爾開始執行有機農法後60年，2002年時美國總算頒布了有機農法認證的標準，紐崔萊所擁有的農地也終於受到認可。現在紐崔萊完全選用水質乾淨、空氣清新且人口較少的農地，讓作物充份享受陽光與大地的滋潤，紮實的鎖住所有營養健康成長。

　　「要在面積如此廣大的農場上，實行有機農法是一大挑戰。即便如此，只要深切瞭解所採收下來作物的營養價值所在，那麼一切便值得了。」

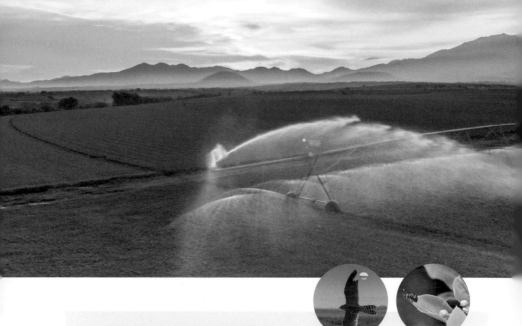

結實累累的綠色大地宛如生物的樂園！
富含營養、令人安心的蔬果在此孕育而成。

有機農法的好幫手，瓢蟲與老鷹

　　不灑農藥且結實累累的有機農場，非常容易招來許多小蟲與動物。然而瓢蟲與老鷹則能有效地驅除這些不速之客。瓢蟲是蚜蟲的天敵，因為蚜蟲專門吸食新芽或嫩葉汁液害作物抵抗力變弱，並且散佈病菌。而老鷹在農地上空盤旋俯視，則能免於農作物遭小動物啃食殆盡。充份運用大自然的規則，與之共存，那正是紐崔萊的有機農法。

為了提高效率，借助大型農耕機械

　　在占地廣大的農地上進行有機法栽培，最新的科技也是不可或缺的一環。像是搭載了 GPS（全球定位系統）的種植機械，透過衛星自動控制種植機械定位的資訊，精密的作業甚至細微到可以設定兩作物「間距 2.5 公分」的種植距離。除此之外，運用這些機械裝置，能讓有機農場最麻煩的除草作業，更加省時省力。

對水質的堅持

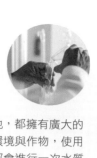

紐崔萊在美國（華盛頓州）、墨西哥、巴西等地，都擁有廣大的自營有機農場。各個農場的經營，都配合該農場的環境與作物，使用富含礦物質的冰河水、地下水或海水來灌溉。每年都會進行一次水質檢驗，對於水的安全性與水質的把關相當嚴格。此外，對自家農作物的種子也進行很嚴格的品質控管。種子的品質或採買資料來源，全部電子化管理保存，確保在必要時能夠追蹤取得相關資訊。

不放過任何一絲營養，採收時機就是關鍵！

農作物的營養價值會受到採收時期的影響而改變。以西印度櫻桃來說，比起果實全部紅透，青黃色的果實維生素 C 含量更高，紐崔萊不斷持續研究農作物的最佳採收時機。當然，他們也著手研究如何種植出高營養價值的作物，透過基因研究了 77 種以上的西印度櫻桃，再挑選出研究結果中無論是營養價值或產量最高的幼苗進行栽種。

農活達人『蚯蚓』，活化土壤的幫手！

在完全不使用化學肥料與化學農藥的有機農場，以施肥（以發酵後的稻草或動物糞便做為肥料）的方式賦予土壤養份。然而蚯蚓對於活化土壤可是幫了大忙！蚯蚓有助於土壤疏鬆透氣，同時在活動期間，將食入的土壤或有機物質在體內進行分解，然後排泄。這些富含營養的糞便在土壤中，經過過濾後的液體便成了肥料，在土壤中提供許多養份讓作物順利成長。

健康的土壤與蔬菜，賦予人們生存最大的力量

REPORT 2

豆太郎（ヤマキ 造）

http://yamaki-co.com/

ヤマキ醸造

「試試直接生吃『豆太郎』的蔬菜，根本就像是蔬菜裡的生魚片一樣鮮甜啊！」常常會聽到這樣的評語，『豆太郎』的農場所種植出的蔬菜，長得又高又香有著濃厚的蔬菜香氣。

位於埼玉縣兒玉郡神川町（舊神泉村）的農業生產法人『豆太郎』，採用自家特有的「自然農法」耕作，一年之間種植生產超過60種以上不同蔬菜，以及做為釀造醬油原料的大豆或小麥。孕育著豐碩作物的水田及旱田，早就不再使用農藥或化學肥料，就連有機肥料也不施灑。「該如何充分發揮土壤原有的效用？」深切思考這項要點後的父子，決定選擇採用自然農法，就讓我們進一步請教自然農法的代表—須賀利治先生。

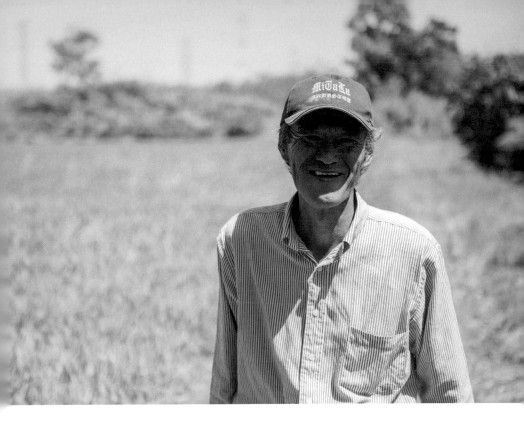

　　收割時期到來，麥田突然刮起一陣強風。這片稻田自去年起便開始採用自然農法栽種小麥。今年起農地擴增達 1.8 公頃，預計收成約可比去年高出 2 倍，將近有 5~6 噸的收成。須賀先生表示「這片稻田常常遭到鹿群的覬覦，因為完全不使用農藥，所以種出了美味的作物」。在小麥採收完畢之後，便開始大豆的播種了。

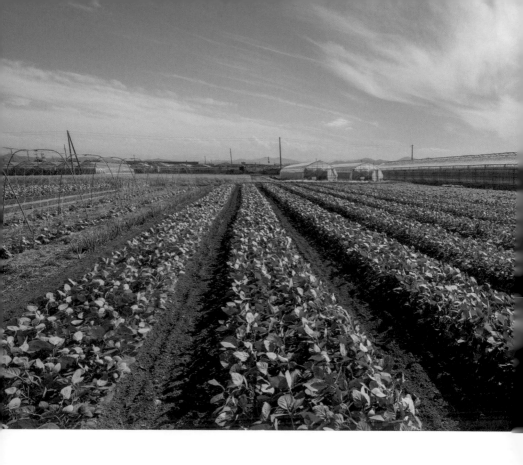

想要種出健康美味的蔬菜，
土壤健康與否是最大關鍵！

　　農業生產法人『豆太郎』的代表，須賀利治先生的父親——一男先生，約 60 年前於琦玉縣上里町便採以自然農法耕作。而當時他生了一場病因不明的大病，也是讓他決定如此的一大契機。

　　「那個時候，萌生了順應大自然、藉由大自然的力量來培育作物的想法。只是當時尚未發展相關技術，於是父親不斷失敗受挫。『你那樣種出來的東西根本沒辦法吃』，身邊的朋友漸漸開始出現了不看

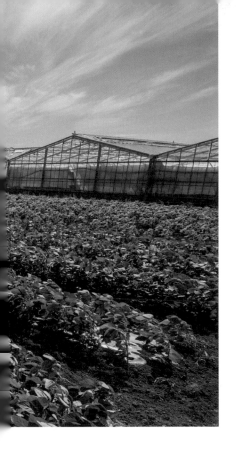

須賀先生以琦玉縣與群馬縣的邊界為中心，經營了數十處的耕作農地。農園所使用的水都是由附近山上所引進的山泉水。「這裡的日照時間是日本最長的，再加上每天從北邊上毛三山所吹來的強風淨化了空氣，所以說這一帶肥沃的土地真的相當適合務農。」

好的聲音。」

　　「吃」是延續生命的方法，我一定要種出理想的蔬菜。秉持這股信念不斷努力終於交出成績單，而且一男先生也戰勝了病痛。現在已84歲的一男先生仍相當健朗，每天都吃蔬菜也到農地工作。以這經驗做為現在自然農法的基礎，完全不用農藥、有機肥料與除草劑的做法，與有機栽培法不謀而合。此外，自然農法就連由動物糞便所製成的有機肥料也不施灑，僅僅只採用由自然發酵的雜草施肥。

　　「對農耕而言最重要的莫過於最天然的『健康的土壤』了。只要耕作的土質夠健康，那麼只需略微從旁協助，便能夠種植出健康的作物。藉由健康作物帶給我們的能量，我們也能夠健康的生活。」

所謂的「略微從旁協助」是指，能夠觀察出每個時期的氣候變化，藉由經驗判斷出播種及耕作的最佳時機。這麼一來，可以大幅降低作物生病及蟲害危及，專心一意的來回巡視每一塊田地，堅守著農作物。

　　在如此細心的須賀先生照料下，所培育出的每一款蔬菜，顏色漂亮、外形完整。若是將洋蔥切成圓片，會發現整齊的等距內層；紅蘿蔔橘紅色色澤，則是完美從表層暈染透芯，帶著甜味及水潤口感。

　　「我們家所種出來的蔬菜經過久放後，雖然一樣會枯黃萎縮，但卻不會像使用農藥或化學肥料的蔬菜那樣一下子就腐壞。若將紅蘿蔔的蒂頭浸泡在水中，則會發芽長出鬚根、長出綠葉，這是紅蘿蔔蒂頭種植法。」

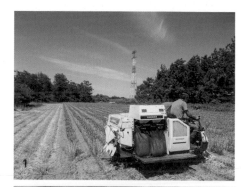

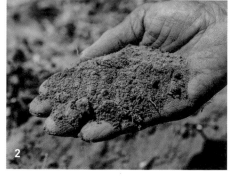

1. 最近，接受須賀先生的指導，開始改採有機栽培法或自然農法的農家逐漸增加。自去年開始種植小麥與大豆的八須理明先生就是其中一人。
2. 細緻溼潤的土壤是須賀父子竭盡心力下的結晶。

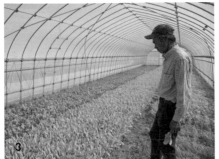
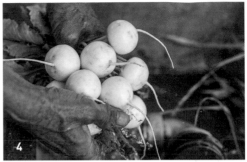
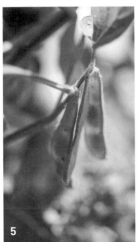
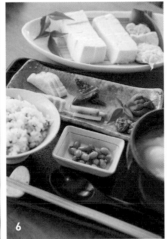
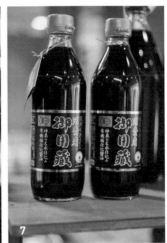

3. 須賀先生絕對不會錯過收割最佳時機，收割期間他總是不斷巡視田地。
4. 外形完整、帶有甜味且口感爽口的蕪菁。
5. 每年都造成空前預購盛況的超高人氣毛豆。
6. 在ヤマキ所經營的餐廳『庵』，可以品嚐到使用須賀先生種的大豆所製成的豆腐料理。
7. 使用須賀先生農場的大豆與小麥，所釀造而成的有機醬油『有機 JAS 醬油御用藏』（500ml ¥972）。

想要種出更加令人安心美味的作物

芽菜類的種植達人，
挑戰有機栽培法

REPORT 3

サラダコスモ
(Saladcosmo)

http://www.saladcosmo.co.jp/company/outline.html

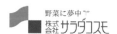
野菜に夢中
株式会社サラダコスモ

　　2016 年 4 月，第一間以有機豆芽菜為立基點，開始於日本市場販售的 Saladcosmo。起源於董事長中田智洋先生，位於岐阜縣中津市的老家小商店，夏天賣彈珠汽水、冬天則販賣自家種植的豆芽菜。

　　那個時候，大家為了讓豆芽菜的賣相好看紛紛使用漂白藥水浸泡，認為利用這種方式讓豆芽菜變白，是再理所當然不過的事。但中田先生卻不這麼認為，他覺得「這好比母親擔心孩子般的心情，決定要解決這類惡象，漂白藥水對人體健康有害無益。」於是下定決心想要種植出無添加、無漂白的豆芽菜，中田先生打破了當時同業的常規，儘管當時遭受到相關業者認為「他是在扯同業廠商的後腿」，但在 1973 年時，他成功的生產出理想中的豆芽菜。起初，一天頂多售出 10 公斤，但 40 年後的今天，一天內竟然可以賣出 120 噸的豆芽菜。

在 Saladcosmo 位於中津川的 Salad 農園，生產了紫花苜蓿、苜蓿芽等 9 種不同新芽，照片中的是空心菜幼芽。「新芽的部份，使用當地惠那峽的泉水灌溉。由於經常給與新芽最新鮮的水源，植物就像泡在源源不絕的天然池水中。對作物而言，實在是很奢侈的生長環境呢！」（Saladcosmo 研究開發部部長 ・中田光彥先生）。

　　Saladcosmo 的信州第二工廠，位於中央阿爾卑斯山脈的駒ヶ岳（山名）的山腳下。在這裡，每天都有 50 公噸的豆芽菜產量。

　　豆芽菜的種植方式出乎意料的簡單，將豆芽菜種子連同水一起倒進被稱之為「栽培台車」的巨大水桶裡。放置在全暗不透光的室內，只要給予大量水份並且掌控室內溫度，大約 8~10 天就可以收成了。

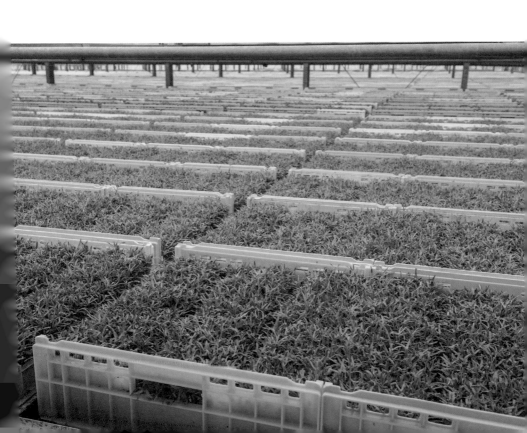

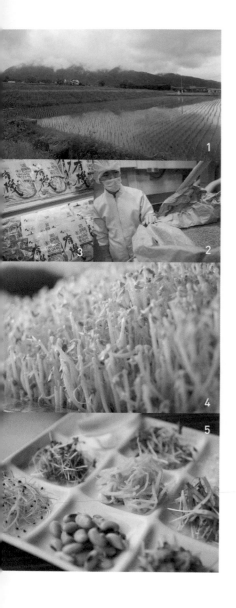

100 公斤的種子可收成出 1 噸的豆芽菜量，載著變成 10 倍重的豆芽菜台車感覺都快要垮了。

「豆芽菜靠水份的供給就能成長，因此更需要富含礦物質的水源。而這個工廠引用地下約 150 公尺處深井，屬於信州中央阿爾卑斯山脈的地下泉水作為灌溉用水。」那麼，有機豆芽菜跟一般市售豆芽菜的不同之處為何呢？答案在於種子的不同。

「用來種植有機豆芽菜的種子，主要是選用在內蒙古特別生產的有機種子，再由人工挑選剔除外殼有破損或發霉不良品。」

---

1. 被中央山脈環繞著的信州第二工廠，使用引取自地底下 150 公尺深的泉水灌溉作物。
2. 「哪怕是一小粒發霉的種子，便能毀掉 1 噸完美的豆芽菜。」因此透過人工篩選有機豆芽菜的種子。
3. 有機豆芽菜最大特色便是「口感佳滋味好。」
4. 分裝準備販售的飽滿水嫩綠豆豆芽菜。
5. Saladcosmo 所經營的ちこり村的農家餐廳中，最吸睛的就是種類多達 70 種以上的手作嫩芽 buffet。

運用豆芽菜種子，
催生出嶄新的可能性

　　中田先生是這麼說的，豆芽菜在發芽期間會產生出大量的植化素。大豆豆芽菜含有豐富的大豆異黃酮，而在綠豆豆芽菜所含的植化素當中，似乎還蘊含有未知機能等著發掘。

　　除此之外，中田先生也親自培育了像是紫花苜蓿、苜蓿芽或小豆苗等9種嫩芽類蔬菜，一般市售的嫩芽除了種子與水份之外，還會給予它們產自蒙古的天日鹽，並用紙漿製成的培地種植。

　　「然而為了取得有機食品認證，就連最天然的鹽我們都不用，但是想要單靠種子與水的力量就種出口感爽脆又美味的豆芽菜絕非容易的事。而且，就算這個階段所使用的培地中，所含的合成漿糊量微乎其微，也是不合格，取而代之的應該是要開發100%紙漿製成的培地。雖然現在全新的挑戰不斷接踵而來，但近期在日本應該能夠讓人家將有機嫩芽食品，成為餐桌上一道菜餚才是。」（2016年6月）

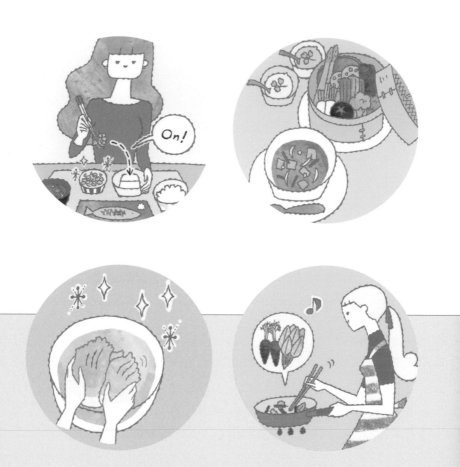

Chapter 6

給你滿滿的植化素！

讓我們變美變健康的繽紛食譜

Recipe

我們將揭開以最簡單的方式，
就能夠攝取到富含在蔬果中的植化素食譜祕笈。
像是色彩繽紛的蔬果果昔，
或是能充份品嚐到香氣類蔬果的輕食等等，都相當簡單不繁瑣。
無論是製作成點心或是作為主餐都容易上手。

動手做營養蔬果果昔！

「蔬菜 + 水果 + 水」充分打勻，就能獲得完整養分。

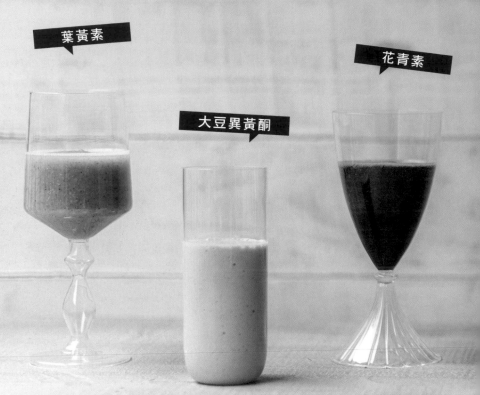

葉黃素

大豆異黃酮

花青素

藉由清爽香氣提神一下
西洋芹、芹菜、奇異果果昔

口感好比巧克力般香淳濃郁
香蕉、豆漿、花生果昔

護眼最需要
巨峰葡萄、藍莓、
紫高麗菜果昔

材料（2人份）

西洋芹 ·············· 1 根
芹菜 ············· 1/4 根
奇異果 ·············· 1 個
水 ················ 50ml

材料（2人份）

香蕉 ················ 1 根
豆漿 ················ 30g
花生 ·············· 100ml
蘋果 ············· 1/4 個

材料（2人份）

巨峰葡萄 ····· 10 粒
藍莓 ·········· 20 粒
紫高麗菜 ······ 60g
水 ·············· 50ml

Recipe

β-胡蘿蔔素

茄紅素

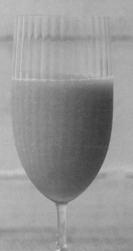

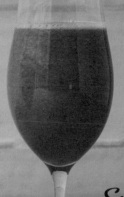

Smoothie

讓熱帶香氣療癒心靈
柳橙、紅蘿蔔、芒果果昔

抗老化就靠它！
紅椒、蕃茄、蘋果果昔

材料（2人份）

柳橙·················1 個
紅蘿蔔··············1/3 根
芒果（冷凍）·······100g
水·················50ml

材料（2人份）

紅椒·················1/4 個
蘋果·················1/2 個
蕃茄·················1 個
水·················50ml

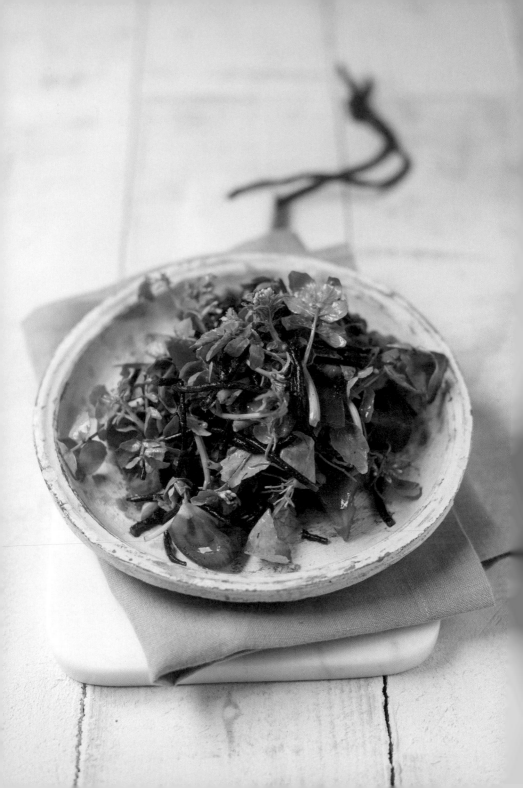

材料（2人份）

乾燥羊栖菜 ············· 8g
水芹 ····················· 8 根
蕃茄 ····················· 1 顆

調味料

芝麻油 ··············· 2 大匙
醬油 ··············· $^1/_2$ 大匙
檸檬汁 ········· 1 $^1/_5$ 大匙
薑泥 ················· 1 小匙

作法

❶ 先以水浸泡羊栖菜，
　稍微汆燙之後放置備
　用。將水芹切成一口
　大小，蕃茄則切成
　2cm 塊狀。

❷ 將調味料充份拌勻後
　淋在生菜上盛盤即可。

Salad

將食材發揮到極致，
苦辣也能容易入口

享受清新香氣與辛辣滋味

水芹羊栖菜沙拉

　　略帶辛辣與苦味的水芹與口感扎
實的羊栖菜可說是絕配！在開動之前
再將帶有檸檬香氣與薑辣味的沙拉調
味料淋上去更添風味。若是使用海帶
芽或海苔來代替羊栖菜，也能攝取到
抗老成分與藻褐素。

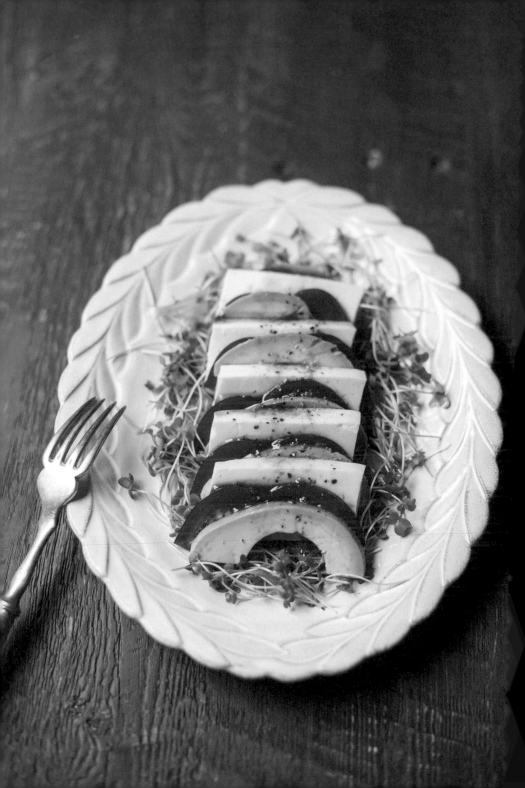

材料（2人份）

酪梨 …………………… ½ 顆
豆腐 …………………… ½ 個
紅椒 …………………… ¼ 個
小豆苗 …………………… 1 把

調味料

橄欖油 …………………… 1 大匙
醬油 …………………… ½ 大匙
山葵 …………………… ½ 小匙
胡椒 …………………… 少許

作法

❶ 酪梨、紅椒與豆腐切
成薄片，切除小豆苗
不必要的根部。將調
味料全部拌勻。

❷ 先將小豆苗鋪置盤底，
酪梨、紅椒與豆腐依
序放上，再淋上醬汁
即完成。

Salad

涼爽的沙拉，吃得健康
也能讓體態更輕盈

集結女性所愛的食材，

酪梨小豆苗
佐嫩豆腐沙拉

　　義大利最有名的前菜與日式口感
交織而成的一道料理。富含辣椒紅
素，帶甜味的紅椒與滋味如同牛奶一
般的酪梨，再搭配上濃郁豆味的豆
腐，就是超完美的組合。再用口感爽
脆的小豆苗增添層次，細細品嚐的同
時，便可以輕鬆攝取到擁有強力抗老
化的蘿蔔硫素！

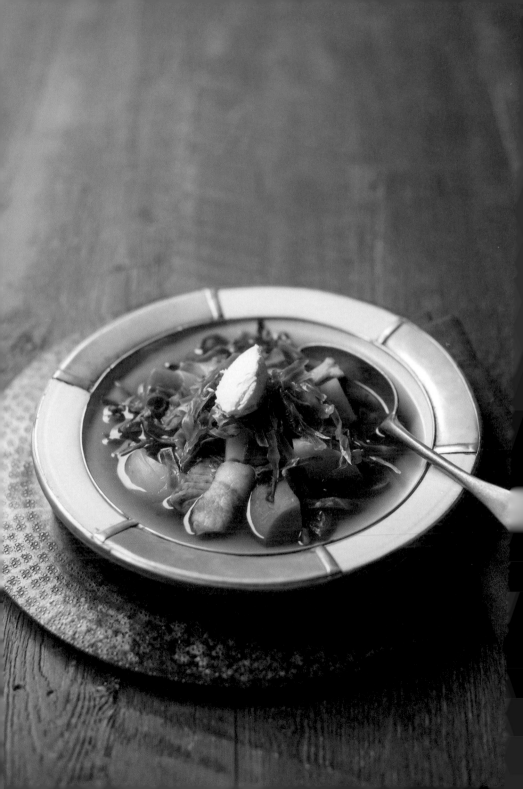

材料（2人份）

馬鈴薯 .... 1 顆
紅蘿蔔 .... $^1/_2$ 根
洋蔥 .... $^1/_2$ 顆
培根 .... 2 片
紫高麗菜 100g
水 500ml
高湯塊 .... 1 個
月桂葉 .... 1 片
鹽 .... $^1/_2$ 小匙
胡椒 .... 少許
奶油乳酪 .... 1 大匙

作法

① 將馬鈴薯及紅蘿蔔清洗乾淨
後，帶皮切成一口大小。
洋蔥切成半月形，培根切成
3cm 長度，紫高麗菜切絲。

② 將水、馬鈴薯、紅蘿蔔、洋
蔥、培根與月桂葉放進鍋中
開火燉煮，煮滾之後蓋上鍋
蓋用小火燜煮約 10 分鐘。

③ 待馬鈴薯煮透之後，加入高
湯塊與鹽、胡椒及紫高麗菜
絲，蓋上鍋蓋再繼續燜煮 5
分鐘左右。

④ 盛盤前可再依喜好以鹽或胡
椒再次調味，上桌前再放上
一匙奶油乳酪即完成。

Soup

營養又美味的湯汁，
一定要喝光光

加些紫色力量進入湯品裡吧！

培根紫高麗菜
清湯

在充滿蔬菜溫醇甜味的一道
湯品佳餚中，加入一點紫高麗菜，
便會讓味道更加美味。將紅蘿蔔
中的 β - 胡蘿蔔素與培根中的油
脂一起食用，營養效果更加倍。
若能多多攝取溶於湯汁裡的紫高
麗菜中的花青素，則有助於眼睛
保健。

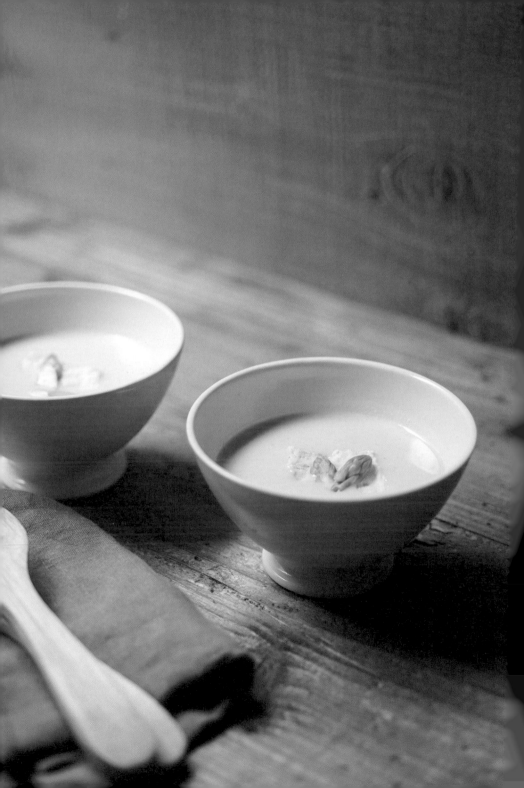

材料（2人份）

大蒜 ……………… $1/2$ 瓣
洋蔥 ……………… $1/8$ 顆
蘆筍 ……………… 1 把
西洋芹 …………… 1 枝
高湯塊 …………… $1/2$ 個
奶油 ……………… 10g
水 ………………… 200ml
鹽 ………………… $1/2$ 小匙
胡椒 ……………… 少許
豆漿 ……………… 250ml
營養餅乾 ………… 2 片

作法

❶ 將紅蘿蔔與洋蔥切成薄片，蘆筍斜切成薄片，摘取西洋芹嫩葉部份備用。

❷ 將奶油放進鍋中拌炒紅蘿蔔與洋蔥。

❸ 當紅蘿蔔與洋蔥炒透之後，加入蘆筍與西洋芹嫩葉輕輕翻炒，再將水、高湯塊與鹽巴放進鍋中調味。待煮沸之後將火調小，撈除浮末後再以小火燜煮約 10 分鐘。

❹ 切四小段蘆筍備著裝飾用，剩下的放入攪拌機中打成泥狀。

❺ 待冷卻後，再加入冰豆漿混合拌勻，分兩等份盛裝進器皿中，最後再用營養餅乾與蘆筍切片點綴即可。

Soup

可隨著自己的喜好，
變換不同的蔬果來料理

冰冰涼涼也好吃，
來點不一樣的新菜色吧！

清爽綠蘆筍冷湯

可隨著容器變化分裝成小杯小杯冷藏備用，想吃的時候再加點豆漿或牛奶就可享用的簡單料理，可說是在工作繁忙時的最佳營養補給食品。除了有抗老化與改善膚質功效的蘆筍之外，也可將食材替換成花椰菜或是蠶豆、南瓜、紅蘿蔔等都可以。試試藉由自己喜歡的蔬果來攝取植化素！

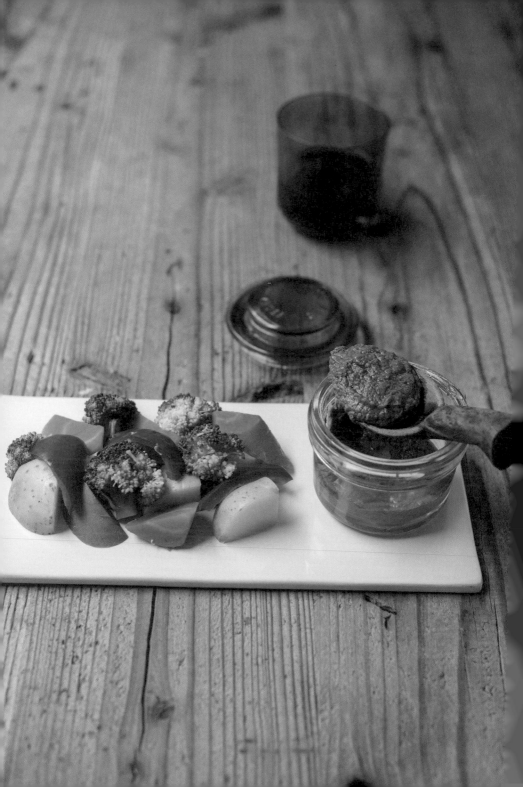

材料（2人份）

馬鈴薯 ·················· 1 個
紅蘿蔔 ··············· $1/2$ 根
花椰菜 ··············· $1/4$ 個
紅椒 ·················· $1/4$ 個

芝麻味噌醬

胡麻醬 ··············· 2 大匙
味噌 ················· 1 大匙
豆瓣醬 ············ $1/2$ 小匙
醬油 ················· 1 小匙
雞湯 ················· 3 大匙

作法

❶ 將蔬菜清洗乾淨後切成適當大小，並拌勻醬料的所有材料後放置備用。

❷ 將馬鈴薯與紅蘿蔔以大火蒸煮約 8 分鐘左右，再將花椰菜與紅辣椒放入一起蒸煮約 4 分鐘。

❸ 蒸煮好的蔬菜直接沾自製醬料食用。

Steam

美味百搭芝麻醬，做一罐冷藏備用，就能快速上菜！

節令蔬菜風味更佳！

清蒸野菜佐微辣芝麻味噌

豆瓣醬中所含的紅辣椒，富含有助於減肥的辣椒素與抗氧化的辣椒紅素。芝麻中所含的芝麻明 E 則有助於酒精成分的分解，因此不論是啤酒或紅酒的下酒菜中，時常會看到芝麻的身影。無論是否百搭，只要是植化素滿滿的節令蔬果，都特別美味健康。

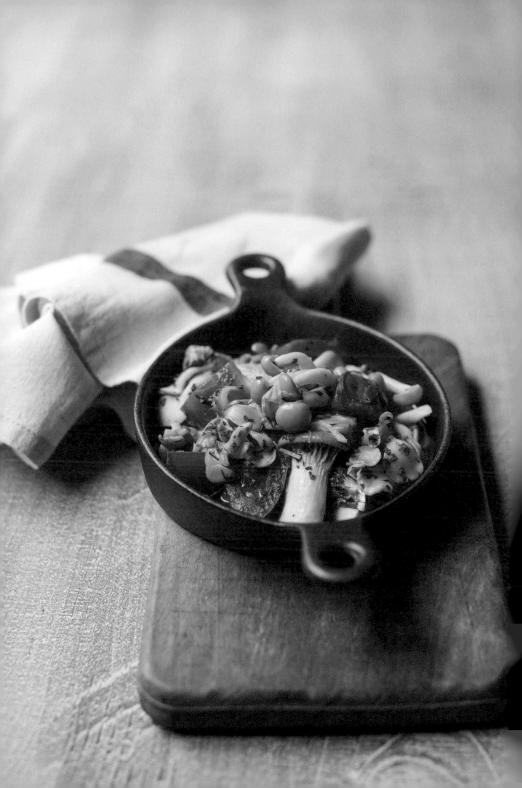

材料（2人份）

舞菇 …………………… 1 包
蘑菇 …………………… $1/2$ 包
杏鮑菇 ………………… 1 根
蕃茄 …………………… 1 個
大蒜 …………………… $1/2$ 瓣
橄欖油 ………………… 1 大匙
乾燥羅勒 ……………… 少許
白酒 …………………… 3 大匙
鹽 ……………………… $1/2$ 小匙
胡椒 …………………… 少許

作法

❶ 將舞菇與蘑菇切塊分
   小段，杏鮑菇與蕃茄
   切成易入口大小，大
   蒜切薄片。

❷ 將蒜片放入平底鍋中
   以橄欖油煸炒爆香，
   待炒出香味之後加入
   菇類、乾羅勒、蕃茄
   及白酒，蓋上鍋蓋後，
   以中火燜煮 3 分鐘。

❸ 開蓋加入胡椒與鹽略
   微調味之後，即可盛
   盤。

Steam

滿滿蒜香撲鼻，
簡單又快速的家常料理

美味又豐盛的精緻點心

蒜香菇菇蕃茄

充份吸收了大蒜香味的蒜油，與
鮮嫩香菇和蕃茄的油脂結合，絕對是
道讓喜歡小酌的人會不自覺一杯接一
杯，超下酒的極品菜餚。強力推薦試
試這款藉由大蒜中，非常有助於減肥
的大蒜素，以及蕃茄中具有強效抗老
化功用的茄紅素，所烹調而成的料理。

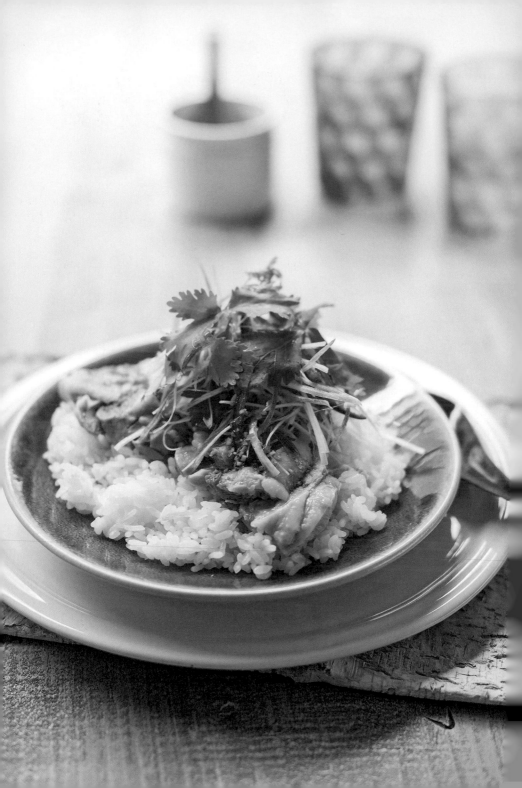

材料（2人份）

雞腿肉 ·················· 1 份
白飯 ················· 2 米杯
A
  薑切薄片 ············ 5 片
  蔥綠 ··············· 1 根
  酒 ················· 3 大匙
  鹽 ················· 1 小匙

長蔥 ················· 8cm
紅椒 ················· $1/2$ 個
茗荷 ················· 1 個
鴨兒芹 ············· $1/2$ 束
香菜 ················· 2 株

調味料

醬油 ················· 3 大匙
細砂糖 ············· 1 小匙
芝麻油 ············· 1 小匙
大蒜 ················· $1/2$ 瓣
薑 ··················· $1/2$ 片

One-Plate

忙碌之餘，就用簡易料理來補充營養吧！

運用帶有獨特香氣的野菜，增添料理風味

日式野蔬海南雞飯

　　風行於新加坡與泰國的必吃米飯料理「海南雞飯」，其實是道相當容易上手的料理。大量撒上茗荷、香菜與鴨兒芹，再淋上一匙含有滿滿營養的調味料，藉由它們帶來的獨特香氣，讓身體獲得放鬆，同時也具有排毒與抗老功效。

作法

❶ 去除雞腿肉上多餘的皮與油脂，切 2 等份。
❷ 將處理好的雞腿肉與材料 A 放進平底鍋中蓋上鍋蓋加熱，煮滾之後轉中火蒸煮 10 分鐘。
❸ 長蔥、茗荷與紅椒切絲，鴨兒芹與香菜約切段 4cm 長。
❹ 薑片剁碎與醬油混合，再加入其他調味料調勻。
❺ 將蒸煮好的雞腿肉切成容易入口大小，然後鋪在白飯上。
❻ 最後將作法3的香料均勻鋪在雞腿肉上後，再淋上作法4的調味料即完成。

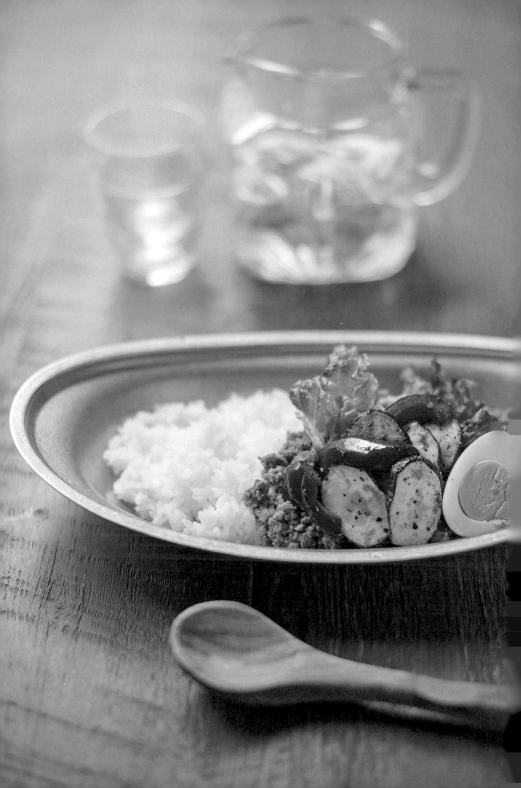

材料（2人份）

絞肉·························· 200g
橄欖油·····················1 大匙
洋蔥······················· 1/2 個
咖哩粉····················· 3 大匙
大蒜泥·····················1 小匙
薑末·······················1 小匙
水··························100ml
辣醬油（伍斯特醬）··2 大匙
蕃茄醬·····················2 大匙
鹽··························1/2 小匙
胡椒························ 少許

煎烤蔬菜

| 茄子 ·····················1/2 根
| 櫛瓜 ·····················1/2 根
| 紅椒 ·····················1/4 個
| 橄欖油 ·················1 大匙

白飯······················2 米杯
雞蛋························1 顆
生菜沙拉·················1 份

One-Plate

咖哩搭配煎烤野蔬，
是一家大小都會喜歡的料理

超強排毒料理

烤野菜咖哩飯

　　咖哩粉中所含的薑黃具有能夠排除人體有害物質及膽固醇的排毒功效，再搭配上大蒜、薑及洋蔥更能讓效果倍增。不採用一般將蔬菜放入咖哩中一同燉煮方式，改採煎烤蔬菜的方式來搭配，如此一來更能享受視覺與味覺上的樂趣，也搖身一變成為咖啡廳裡優雅時尚的咖哩餐點。

作法

❶ 洋蔥切碎、茄子與櫛瓜切成圓片、紅椒切成一口大小。將雞蛋水煮熟透後剖半備用。

❷ 先將橄欖油倒至平底鍋中加熱，下絞肉炒鬆炒熟，再加入洋蔥、蒜泥與薑末拌炒。

❸ 當洋蔥熟透之後，放入咖哩粉拌炒，再倒入水、辣醬油、蕃茄醬、鹽及胡椒調味，以中火煮 5 分鐘左右。

❹ 在另一個平底鍋中倒入橄欖油，將切好的茄子、櫛瓜與紅椒以中火煎至兩面全熟，再撒上適量的鹽與胡椒調味。

❺ 將白飯與炒好的咖哩肉末盛盤，擺上入小適中方便入口的生菜與煎烤蔬菜，最後再放上剖半的水煮蛋即完成。

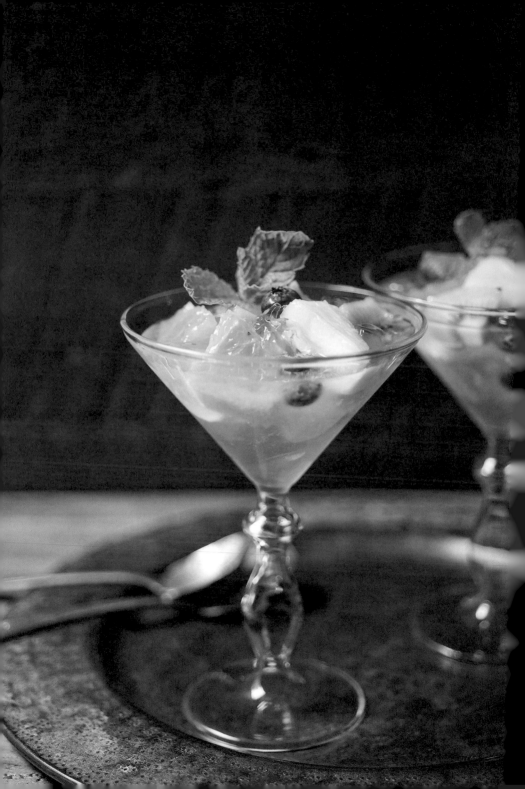

材料（2人份）

氣泡水 ···················· 200ml
檸檬汁 ···················· 2 大匙
蜂蜜 ······················· 1 大匙
熱水 ······················· 50ml
吉利丁 ······················5g
柳橙 ·······················$^1/_2$ 顆
奇異果 ······················$^1/_2$ 顆
鳳梨 ·······················80g
藍莓 ······················· 20 顆
薄荷（可依喜好添加）··· 少許

作法

❶ 氣泡水保持常溫，若
   冷藏後請先取出退冰。

❷ 將吉利丁放至熱水中
   溶解並加入檸檬汁與
   蜂蜜混合均勻。

❸ 將氣泡水倒入大碗中
   加入作法 2 混合拌勻
   後，包上保鮮膜放進
   冷凍庫冷凍 1 小時以
   上使之凝固。

❹ 柳橙、鳳梨、奇異果
   削皮後，切成方便食
   用大小。

❺ 將切好的水果加入凝
   固完成的氣泡果凍中
   快速拌勻，盛裝後用
   薄荷葉點綴即完成。

Dessert

防老抗氧化滿分！
酸甜氣泡果飲女生最愛

享受水嫩 Q 彈的熱帶風味果飲

蜂蜜檸檬果凍
氣泡飲

　　這道甜點的技巧在於要趁著氣泡
水的氣，尚未跑掉之前迅速讓果凍凝
結。主要是因為鳳梨和奇異果中含有
易將吉利丁溶解的酵素，因此要抓緊
時機趕在果凍尚未被溶解過頭之前完
成。冰冰涼涼的吃一口，果凍水嫩 Q
彈的口感，搭配上水果的清甜，在口
中形成酸酸甜甜的絕妙滋味。

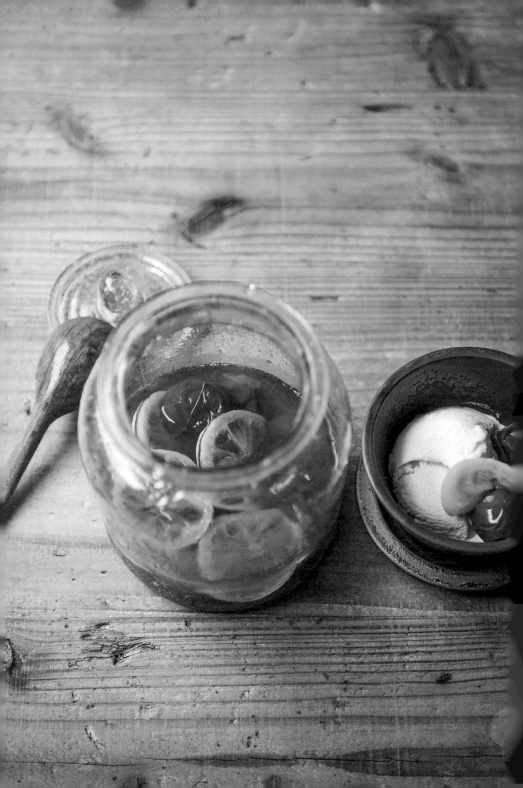

小蕃茄 .... 12 顆
檸檬 .... ½ 顆
細砂糖 40g
水 250ml
香草冰淇淋 100g

Dessert

自製蜜餞超健康！
隨時來一口好幸福

作法

❶ 將小蕃茄去蒂頭，檸
　檬切成薄片。

❷ 將細砂糖及水倒入鍋
　中開火熬煮，當砂糖
　溶化後放入作法 1 材
　料，用比鍋子小的鍋
　蓋，蓋上後轉小火加
　熱約 5 分鐘。（蓋子
　比鍋子小，這樣小蕃
　茄才不會浮起來）。

❸ 待整鍋完全冷卻之後，
　裝進保存容器中，放
　進冷凍庫冰凍。

❹ 要吃的時候，再加上
　一球香草冰淇淋即可。

美容抗老甜點

蜜漬小蕃茄佐香草冰淇淋

　　蕃茄富含高抗氧化的茄紅素，這次搖身一變成為甜點。將檸檬清洗乾淨之後整顆使用，則能充分攝取其香氣與存在於檸檬皮中的橙皮素。由於放置冷凍庫中能夠保存一星期，因此感到疲憊或想提神時就能好好品嚐一下。也能淋在優格上，口感更加清爽且無負擔。

事半功倍的烹調小祕訣！
讓我們更完整的攝取植化素營養

製成湯品或用清蒸的加熱法，更能幫助吸收

　　想要更完整的吸收植化素的其中一個技巧，就是透過燉煮、製成泥狀將細胞破壞後，就能更有效吸收其養分，因此相當推薦食用含有多種蔬菜的湯品。因為植化素耐高溫，因此加熱調理也沒問題。將蔬菜燉煮的非常柔軟，破壞細胞功能，讓植化素溶於湯汁中。此外，湯湯水水類的料理也能提升水溶性營養成分的吸收。

　　要是不想浪費那些已溶於湯汁中的植化素，那麼比起汆燙，用蒸的方式更加適合。除了用平底鍋煎或是用蒸籠蒸熟，也可以使用無水鍋來保留食材中的植化素。

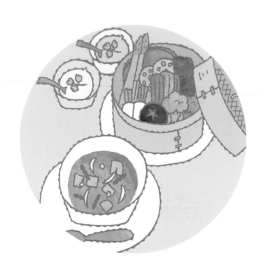

攝取不同的營養成分，有不同的料理法

是否有聽過「紅蘿蔔或菠菜用炒的可以促進吸收。」這種說法呢？實際上，因為 β- 胡蘿蔔素與葉黃素為『脂溶性』（易溶解於油脂類）的植化素，因此與油脂融為一體之後就更容易受人體吸收。葉黃素、辣椒紅素與玉米黃素也屬易溶於油脂性質。另一方面，若是水溶性植化素的話，多製為沙拉或湯品來確保營養不流失。

高麗菜、山葵、蔥或是花椰菜等等，則是含有略帶辛辣成分的異硫氫酸，除了較不耐高溫之外，也具揮發性。因此，為了保留這類蔬果的營養，建議能夠生吃最好，否則就是盡可能在要吃之前再進行烹調。若是料理需要加熱的情況，記得蓋上鍋蓋，不然營養成分可是會隨著蒸氣溜走。

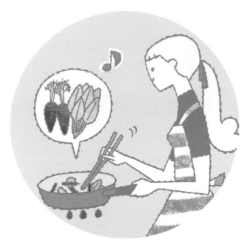

藉助一點香料來增加吸收

　　能夠提出料理的香氣與辣味的香料系植物，常見的有山葵、蔥花、辣椒、蘿蔔泥、薑、大蒜、芝麻、柚子、鴨兒芹…等等，這類香料系食材皆含有助於人體健康的植化素。在很久以前，日本人在做菜的時候便會多少添加一些香料調味，說不定這正是以前的人為了能多攝取植化素而多下的一道工夫吧。

　　大蒜中所含的大蒜素與大蒜烯，山葵和辣椒所含的異硫氫酸等等，像這些香料系植物中的植化素都具有相當強效的作用，也就是說，就算是少量攝取，也有可能獲得到足夠的營養成分。若是在吃鍋物、生魚片、蕎麥麵或烏龍麵等料理時，稍微添加一點香料食材的話，除了會更加美味之外，也能大幅提升養分攝取。

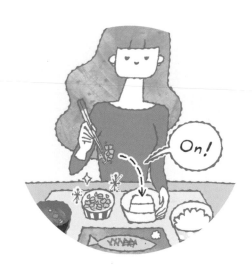

擺脫最令人擔心的農藥問題

　　若想要充份攝取植化素，要完整的將食材吃下是最理想的，但免不了擔心農藥殘留的問題。因為農藥是引發活性氧活化的主要因素，想要免除農藥殘留問題，進而挑選食用有機栽培蔬果，但又很傷荷包怎麼辦？

　　只要這麼做，就能讓農藥消失無蹤。生菜或菠菜這種葉菜類，放在流有活水的容器中浸泡約 5 分鐘左右，浸泡的同時藉由搖動的方式來清洗菜葉，那麼就能夠有效去除農藥，用熱水汆燙也是方法之一。若是摘掉高麗菜或萵苣最外層的粗葉，也可以避免吃到農藥殘留。另外像是白蘿蔔、牛蒡或是紅蘿蔔等根莖類食材，就用海棉輕輕的刷洗之後削皮。此外，當令季節的蔬果由於生長速度比較快，因此降低接觸到農藥的機率，特別是種植在空曠戶外的植物，藉由雨水沖刷掉大部份農藥，所以相對安全。

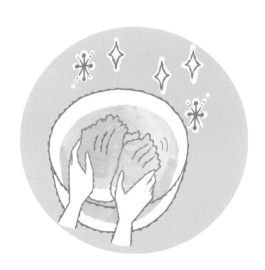

各蔬菜的植化素營養補充表

科學家研究發現，多吃蔬果能降低得癌症的機會，尤其經常吃蔬菜、水果和五穀雜糧的人得病機會比不常吃的人低二～三倍，所以蔬果被現代人視為是慢性病、癌症的天然解藥。

專家建議只要每天至少吃兩種水果和三種不同的蔬菜就能達到保健的功效，除此之外，蔬果對於美容瘦身、肌膚保養、強健體格也有很多好處。下面整理了各蔬菜的植化素營養，請大家多多均衡攝取，改善你的飲食習慣從現在開始。

高鈣的蔬菜：紫菜、海菜、金針、九層塔、綠色莧菜、荇菜、木耳、蕃薯葉、芥藍菜。

高鐵的蔬菜：金針、木耳、香菇、莧菜、蕃薯葉、菠菜、萵苣、枸杞、紅棗。

高葉酸的蔬果：花椰菜、菠菜、蘆筍、甘藍菜、碗豆莢、香蕉、甜瓜、檸檬。

富含 β - 胡蘿蔔素的蔬果：茼蒿菜、胡蘿蔔、綠蔥、菠菜、青江菜、木瓜、桃子。

富含維生素 C 的蔬果：苜蓿芽、青椒、花椰菜、芥菜葉、蕃石榴、柑橘。

七色抗癌蔬果表

顏色	成分	主要效果	富含蔬果
紅	茄紅素	預防癌症、動脈硬化、抗紫外線、抗過敏	蕃茄、西瓜、草莓、柿子
	辣椒素	預防癌症、動脈硬化、增加好膽固醇	彩椒、辣椒、紅椒
橙	維生素 A	預防癌症、抗氧化、調整膽固醇	南瓜、紅蘿蔔、橘子、豌豆苗
	玉米黃素	預防老化性視力退化、癌症	木瓜、芒果、枸杞子
黃	類黃酮	抗氧化、預防高血壓、強化血管壁	洋蔥、銀杏葉、荷蘭芹、檸檬、柑橘類
	葉黃素	預防老化性視力退化、癌症、動脈硬化、提升肺部機能	玉米、萬壽菊、南瓜、蛋、柳丁
綠	葉綠素	預防癌症、抗氧化、調整膽固醇、消臭、殺菌	紫蘇葉、菠菜、綠花椰菜、茼蒿、高麗菜、西洋芹
紫	花色素苷	保護肝功能、預防老化性視力退化、高血壓	藍莓、茄子、紫薯、紅紫蘇、紫色高麗菜
黑	綠原酸	預防癌症、調整血壓和血醣、減重	牛蒡、菊薯、馬鈴薯、茄子
	兒茶素	預防癌症、調整膽固醇、減重	綠茶、柿子、葡萄酒
白	異硫氰酸酯	預防癌症、抗氧化、對抗幽門螺旋桿菌、降低膽固醇、血液清澈	高麗菜、白蘿蔔、芥末、白花椰菜、大白菜等十字花科蔬菜
	二烯丙基二硫	預防癌症、抗菌、抗氧化、預防高血壓、血液清澈	蔥、洋蔥、蒜頭、韭菜

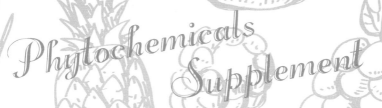

輕輕鬆鬆攝取到
植化素的方法

　　現代人雖然也想大量攝取到植化素，但是在工作忙碌不堪的生活中，每天要大量補充蔬菜水果實在是花時間又花錢。而且還不能去皮，這根本是難上加難…。為了因應現代人的需求，現在市面上也推出了各種營養補充品，接下來就來教大家如何聰明選擇與確認營養補充品。

營養補充品該怎麼吃才有效？

藥局或網路賣家販賣的營養補充品琳琅滿目。

聰明的選購，就能夠讓我們更輕鬆的攝取到植化素！

食用營養補充品，感受它帶來的方便性！

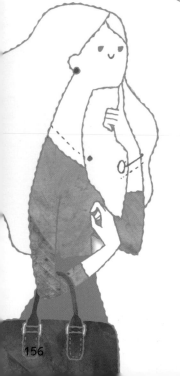

| 無需料理，營養一吃就有 | 保存容易，可隨時隨地補充 | 補足食物中微量化學元素 |

| 種類多元，挑選符合自我需求 | 簡單供給三餐所不足的營養素 |

　　所謂的「營養補充品」主要是針對平常較難攝取到的營養或成分，提供更便利的攝取方式。

　　「健康食品」主要是秉著「能夠有效保持健康並且提升機能所販售的產品」。而像這樣的健康食品是由國家訂定制度且獲有認證許可的「保健機能食品」，以此標準做為與其他產

品的區隔。而一般市面上看到的營養補充品大多屬於後者。

　　而大家開始意識到了，不論是否是由國家認可的健康食品，並非「醫療藥物」而該定義為「食品」才是。這類產品並不是要拿來治療又或是減輕病痛，而是要讓原本就健康的人能夠更加有活力、變美才產生的輔助品。

　　因此，在營養均衡且充份運動與休息的前提之下，若是因為工作繁忙無法準時用餐，導致營養不足、蔬菜水果攝取不夠的情況下，就聰明選擇營養補充品來補足所需的植化素就可以了。

原來我們生活周圍就有
這麼多的植化素營養補充品！

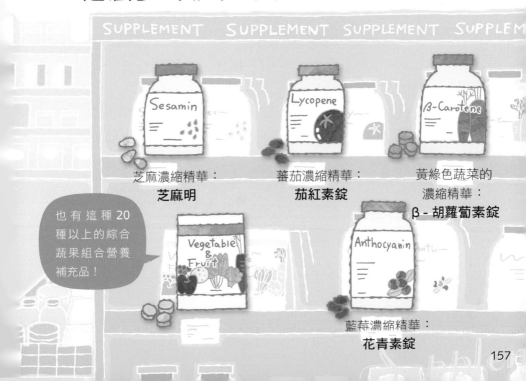

SUPPLEMENT　SUPPLEMENT　SUPPLEMENT　SUPPLEM

Sesamin

Lycopene

β-Carotene

芝麻濃縮精華：
芝麻明

蕃茄濃縮精華：
茄紅素錠

黃綠色蔬菜的
濃縮精華：
β-胡蘿蔔素錠

也有這種20種以上的綜合蔬果組合營養補充品！

Vegetable & Fruit

Anthocyanin

藍莓濃縮精華：
花青素錠

157

Supplement

聰明挑選營養補充品的小訣竅

如何挑選有效又優質的營養補充品？

接著要介紹給大家，在選購與食用上要留意的 check point ！

　　相信大家在購買營養補充品時，最在意的應該就是「這個真的有效嗎？」但想要確認這點，其實是很困難的。當然由於是食品，所以會因為每個人的體質不同而效果也會不同。只是，不單單是這個疑問而已，現在也常常有「針對我的身體狀況來說，這款營養品會有效嗎？」的這類問題。

　　關於這個問題，在國內有公開標示出以「堅守消費者安全」的明文規定。舉例來說，像是在製造過程階段，就會嚴格執行下列兩點，透過非製造商的第三者來做最客觀的判定。

- 確認原物料的安全性
- 確保有通過 GMP（管理標準）

　　身為消費者的我們，多少還是有確認這些已通過認證標準的產品的必要性。只是，有人說國內制定的標準，相較於美國似乎較為寬鬆，如果想要購買對健康真正有助益的營養補充品，那麼最重要的就是務必挑選通過嚴格把關的產品。

以下兩種營養補充品，要多多小心注意喔！

Case 1:

並未清楚標示出成份的產品！

　　日本政府規定出 18 款含有「軟骨膠硫鹽酸 ※1」營養補充品中，在販售時必須標示出含量。結果，抽驗市售所有產品的結果發現，瓶身所標示的含量都少於產品實際含量，而缺少的比例約為 2 成左右。

Case 2:

若無法於體內溶解，
則不易受人體吸收！

　　日本國立醫藥食品衛生研究所將「銀杏葉精 ※2」的營養補充品注入 37℃的人工胃液中進行實驗，結果發現有超過半數的銀杏葉精，在經過了一定時間之後仍無法受胃液溶解。於是這些不被人體吸收的養份，就只能藉由排泄排出體內了。

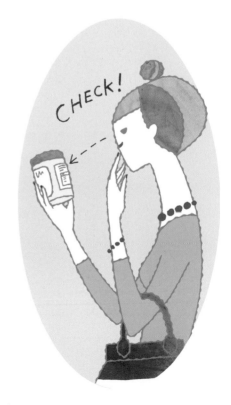

※1　軟骨膠硫鹽酸：主要為軟骨構成的主
　　要成分，用以做為能夠潤滑關節的營
　　養補充品。
※2　銀杏葉精：促進血液流通改善腦部運
　　作，也能有效防止動脈硬化等效果。

試比較美國與日本，營養補充品的制定標準

　　日本有將近一半的成年人都有服用保健食品的習慣，而台灣人最愛到日本購買這些保健食品。其實保健食品也分很多種，像是能夠補充日常飲食中攝取不足的維生素、礦物質、膳食纖維、蛋白質、膠原蛋白等的基礎保健食品，這類保健食品基本上從小孩到老人都可以服用。

　　另外也有蜂膠、兒茶素等提高免疫力、調節人體機能的保健食品。除此之外，更有日常的飲食中不太容易攝取到的銀杏葉提取物、薑黃、紫雛菊等，以改善疾病為主要功能的保健食品。如果想要多為自己的健康著想，買點適當的保健品養生，但也要學會如何挑選日本的保健品才不會買錯又傷身。

　　自 2007 年，在美國所生產的營養補充食品皆需要通過「cGMP」的標準才能上市販售。「GMP」是指營養補助食品的製造工程管理，而「c」則表示是最新版本。雖然日本在 2007 年之前便導入了「GMP」，但卻沒有強制規定。除此之外，讓我們來看看在相關實驗方法與次數上有什麼不同吧。

美國與日本於制定標準的不同之處

美國製營養補充食品	製造・品質管理的標準	日本製營養補充品
硬性規定製品皆需通過管理標準（cGMP）	製造・品質管理的標準	並未硬性規範製品需通過管理標準（GMP）
分為原物料與成品的兩階段檢驗	標示是否與實際含量相同（成分量分析）	無
必需通過測試	是否能完全溶於體內	無
在美國，所有營養補充食品都必需通過嚴格的管理標準（cGMP）。因此，對於原物料及成品都會分階段進行成分含量檢驗，製造商也必須控管上市產品的安全性。	特徵	雖然日本針對營養補充食品早已制定管理標準（GMP），但卻未能嚴格落實。此外，在品質與原物料方面也沒有一套檢測方式，因此對於產品的成分含量、品質控管與成分標示上便無從得知。

附錄／

台灣的有機蔬果如何種植

有機蔬菜的定義

是指零污染的食物，即是不經過化肥、農藥、除草劑等污染的食物，而且肥料必須用自然堆肥，凡是任何加害土壤的添加物，都不可使用。

大自然、地球是經過幾億萬年衍化出來的，地球上的土壤是孕育生命的溫床，供給動植物生長，而其中動物的糞便和殘骸回歸土壤，使土地肥沃，讓許多植物得以生長，這是非常龐大的生態系統。

人類在地球上出現已有數百萬年之久，但約在最近一萬年，人類開始用農業爭取糧食。中國一向對農業的處理，可說非常進步。中國古代大多用「敬天地、順自然」的方式，而在三、四十年前的台灣，許多水肥車挨家挨戶收水肥，用做田野的肥料，當時農田、水溝裡，皆有許多魚、蝦、昆蟲等小動物，用牛耕田，白鷺鷥也生長在田地附近，整個生態是非常完整豐富的。

但在第二次大戰後，殺蟲劑、農業化肥的發明及使用，使得生產量大增，造就了一場綠色革命，背後潛藏了非常多的環境生態上的危機。其中，台灣因土地狹小，使用農藥的禍害更明顯，從農地流出的化學物質，污染了水源生態，而糧食內也殘留了毒素，對人體造成莫大的傷害。

所以現在宜提倡自然農耕，其定義是依循著大自然的法則，以維護土壤生機的土壤培育為基礎，絕不使用任何化學肥料、農藥和各種生長調節劑，以及任何殘害土壤的添加物的農業生產方式。

民眾一般在挑選蔬果時，會挑選沒有被蟲咬，外表相對漂亮的，但消費者更需要知道漂亮的蔬菜水果，農藥的使用相對很多。但矛盾的是，消費者終究還是選擇了外表漂亮的蔬果，卻忽略了可能因此吃到殘留農藥的危險。

有機蔬菜的耕作

有機蔬菜的耕作是非常嚴謹的；首先農地必須經過三到五年的休耕，休耕期間最好能不斷種植綠肥植物，如田菁、波斯菊及豆科植物等，長成後耕犁打碎於土壤中。來增進土壤的鬆散度，改善土壤硬化酸化的問題，增加土壤透氣度、含氧量、吸水功能及吸附營養的能力。讓土壤適合微生物及蚯蚓的繁殖生長，來分解化肥殘留、重金屬殘留及分解有機質肥料，增加土壤中多元的微量營養物質。

最後農地還必須通過重金屬、亞硝酸鹽及灌溉水源是否受污染檢測，同時與隔壁農田必須種植隔離帶植物（休耕期間就要先種植完成），防止附近農田噴灑農藥污染，如此才能種植有機蔬菜。

種植有機蔬菜，一定不能使用化學肥料及農藥，而且所使用的有機肥料也不能含有重金屬及殘留動物疾病所使用的藥物反應（如抗生素、生長激素），廚餘所堆成的

有機肥不能有過量的油脂及食鹽，並且要有適當的碳氮比率。同時在種植初期昆蟲管理是非常辛苦的，聽說現在已經有利用微生物破壞蟲卵的技術，相信在大家的共同努力，總有一天有機蔬菜的種植，會變得非常簡單容易。

在這非常時期，希望社會廣眾能常到各地有機蔬菜食品店，購買高營養價值又沒有農藥殘留之安全有機蔬菜、有機食品食用，來維持身體機能健康，保護地球環境，並可鼓勵感謝有機農民的辛苦及貢獻。

美國的蔬果等級標準

- 最高級為「有機蔬果」，必須耕地 20 公里內沒有任何污染（因為地下水脈廣達直徑 20 公里），休耕 3 ～ 6 年，不使用化肥、農藥、不在飛機航道下，種出來的蔬果才叫「有機蔬果」，台灣地區也是有「有機蔬果」，但產量較少，多位在台東花蓮等地區。目前台灣土壤污染較嚴重地有桃園、彰化及台中等縣，高重金屬含量有 22 萬公頃，污染重金屬有鎘、鉻、鎳、鉛、鋅。這些地區生產的蔬果頂多屬於準有機蔬果。

- 大部份有機商店賣的是「準有機蔬果」，即不使用農藥、化肥，有少部份商人昧著良心以安全蔬菜冒充有機蔬菜，售價又貴，欺騙消費者，難怪有些消費者會對有機商店失去信心。

- 「半有機蔬果」：是蔬果在開花結果前有施農化肥，而開花結果後，就改施有機肥，不施農藥。

「安全蔬菜」是有使用農藥，但是在安全範圍內使用，且短長期監測檢驗，安全蔬菜殘留忠農藥的含量極微，儀器幾乎檢測不出米，吃一年不會有問題，吃二、三十年對肝臟多少會有損傷。（指長期食用同一種蔬菜）

如果用錯農藥，或是提早採收，殘留農藥就相當嚴重，對人體有立即的傷害。例如農委會公佈農藥殘留檢測，發現農藥殘留不合格的草莓，主要是農民違法使用大克滿農藥用在草莓，大克滿農藥目前僅適用於乾豆類、豆菜類、柑橘類的病蟲害防治，由於該藥劑分解較慢，不適合使用於連續採收的草莓。防治農作物病蟲害時，應按農藥標示記載的使用方式及使用範圍施藥，施藥後，在規定數日內不得採取。

資料來源：
田田蔬果 https://tientien.tw/blog/%E4%BB%80%E9%BA%BC%E6%98%AF%E6%9C%89%E6%A9%9F%E8%94%AC%E8%8F%9C/

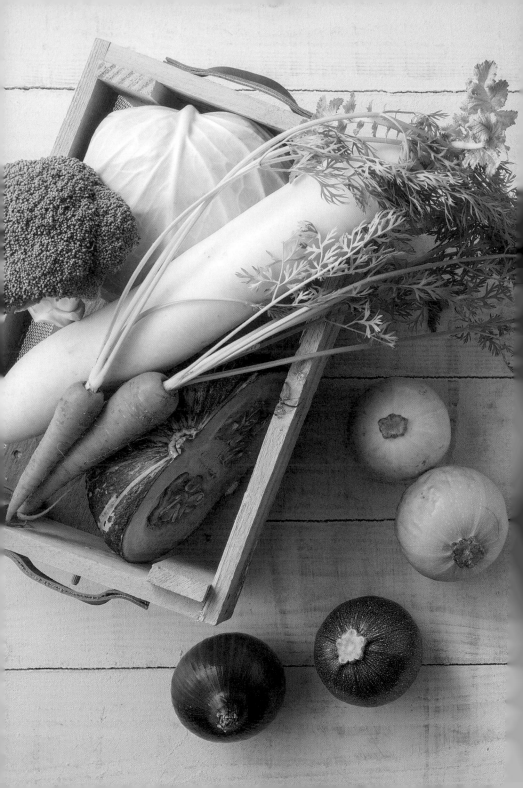

我們所吃的每一口食物，
都與幸福的未來息息相關！

每天攝取「植化素」，

能使我們的身體保持年輕健康、由內而外變美。

10 年後、20 年後…為了未來的我們，

飲食上多點新鮮美味的蔬菜水果，

便能擁有最健康的自然美。

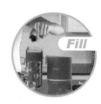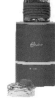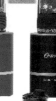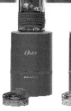

減醣烘焙：營養師教你做！
蛋糕、奶酪、餅乾、麵包、中西式早餐，
美味不發胖

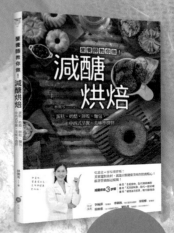

吃甜食＝容易發胖嗎？
其實選對食材，
就能自製健康美味的營養點心！
跟著營養師這樣做！減醣烘焙 3 步驟
❶ 用「全穀食物」取代精緻麵粉
❷ 用「天然甜味劑」取代一般砂糖
❸ 用「植物油及堅果」取代動物油
熱量低、營養價值高，美味與健康更加倍！

作者：林俐岑
定價：380 元

高營養＋低熱量＋飽足感，55 道健康烘焙自己做！
善用減醣美味法則，烘焙甜點不再是高糖高油的代名詞！
麵包蛋糕、奶酪餅乾、饅頭飯糰、年節糕點，都能吃得健康又美味！

本書獻給：
❶ 想控制體重或有血糖問題的人，吃甜食也能吃得毫無罪惡感！
❷ 想讓挑食小孩吃進營養的父母，將蔬菜不知不覺融入烘焙裡！
❸ 想學習健康烘焙的新手或老手，用簡單步驟學到美味與創意！

沒做過馬卡龍，別說你會烘焙！

比名店還好吃，純天然、低熱量的馬卡龍烘焙筆記

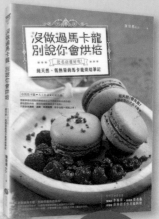

作者：
陳佳惠 Iris
定價：380 元

超天然！零失敗！幸福甜點「法式馬卡龍」
沒做過馬卡龍，別說你是烘焙高手！
就算你是烘焙新手，
也能快速學會美味又高貴的法式甜點！
馬卡龍真是個迷人的小精靈，
只要學會之後，甜點世界馬上變成彩色的！
市售馬卡龍＝人工色素＋大量的糖！！
想要享受吃甜點的療癒感，但又不想要甜點的高熱量？
愛吃甜點的你，要如何兼顧美味健康又不發胖？
只要掌握濕度、溫度、烘烤時間，新手也能一試就上手！

吃過的都會說：沒那麼死甜耶！比名店的好吃耶！
天然無色素馬卡龍 vs. 一般馬卡龍的差異在哪裡？
透過作者詳細解說，讓你輕鬆學會，
不論做給家人、情人、小孩吃，
都不會對身體產生負擔的幸福甜點！

名人推薦

知名營養師｜李婉萍
部落客｜蔡逃龜
部落客｜莎莎的手作幸福料理

瘦身主廚特製！
81 道常備瘦身料理

沙拉也能吃得飽又健康！
米其林主廚教你做簡單易學 ·
豐盛美味 · 健康營養的瘦身常備菜
《米其林主廚教你做紐約風時尚瘦身沙拉》
暢銷全新封面版

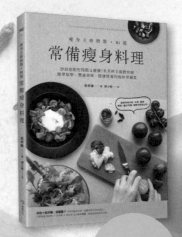

作者：張世姬
定價：380 元

沙拉＝吃不飽、沒營養？

米其林超人氣瘦身主廚，**破解你對沙拉的迷思！**
只要掌握高營養 · 低熱量 · 飽足感三大瘦身關鍵，
就能吃得飽又吃不胖！

沙拉也能吃得飽又健康！瘦身主廚精心設計 81 道活力營養沙拉、
充滿飽足感的豐盛海鮮沙拉、療癒心靈的爽口沙拉……
再特別收錄低卡美味的牛排、濃湯、燉飯、義大利麵，
減肥也能安心吃！

專為瘦身打造的食譜，高營養 + 低熱量 + 飽足感 = 好吃不發胖！
「為什麼好吃的食物，熱量都很高呢？」
「又是吃沙拉嗎？不好吃又吃不飽，當然會瘦呀！」
你還是有以上的疑慮嗎？請相信米其林超人氣瘦身主廚吧！
瘦身主廚特製的「瘦身沙拉」，
將能顛覆你對沙拉的迷思，
利用多種低卡營養食材設計的瘦身食譜，
保證減肥成功！

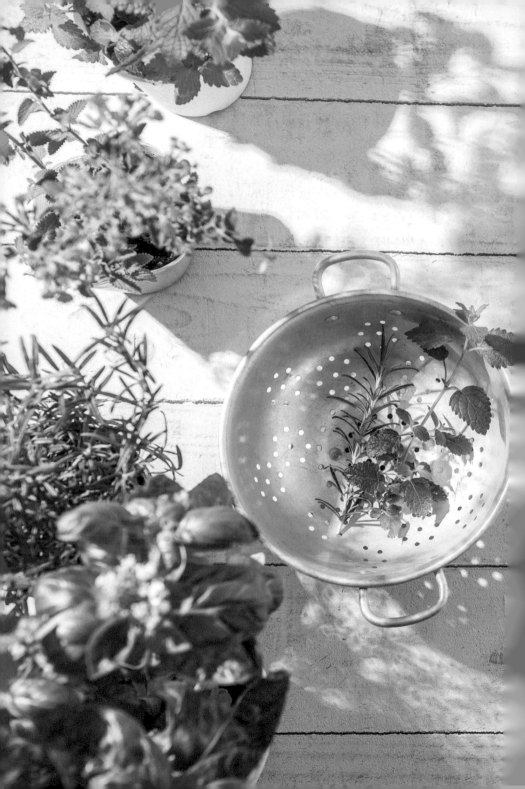

Orange Health 10

神奇植化素飲食法

不用斷食、不用斷醣，
吃出健康好體質

宮澤陽夫 監修
出版發行

橙實文化有限公司 CHENG SHIH Publishing Co., Ltd
粉絲團 https://www.facebook.com/OrangeStylish/

作　　者	宮澤陽夫
譯　　者	張佳懿
總 編 輯	于筱芬 CAROL YU, Editor-in-Chief
副總編輯	謝穎昇 EASON HSIEH　, Deputy Editor-in-Chief
行銷主任	陳佳惠　IRIS CHEN, Marketing Manager
美術編輯	亞樂設計
製版／印刷／裝訂	皇甫彩藝印刷股份有限公司

編輯中心

ADD ／桃園市大園區領航北路四段 382-5 號 2 樓
2F., No.382-5, Sec. 4, Linghang N. Rd., Dayuan Dist., Taoyuan City 337,
Taiwan (R.O.C.)
TEL ／（886）3-381-1618　FAX ／（886）3-381-1618
MAIL: orangestylish@gmail.com
粉絲團 https://www.facebook.com/OrangeStylish/

經銷商

聯合發行股份有限公司
ADD ／新北市新店區寶橋路 235 巷弄 6 弄 6 號 2 樓
TEL ／（886）2-2917-8022　FAX ／（886）2-2915-8614
初版日期 2019 年 8 月

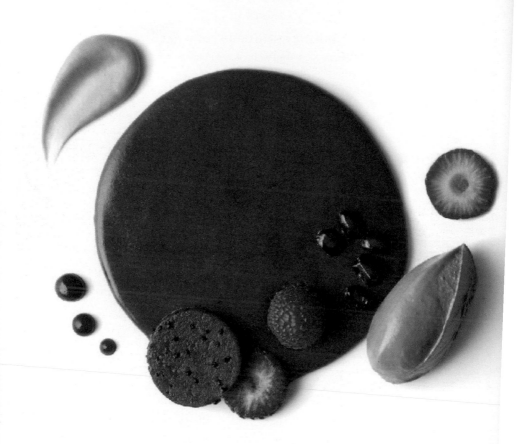

Oster.

The Art of Blending

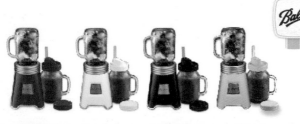

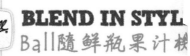

BLEND IN STYL

Ball隨鮮瓶果汁樹

更多產品資訊：

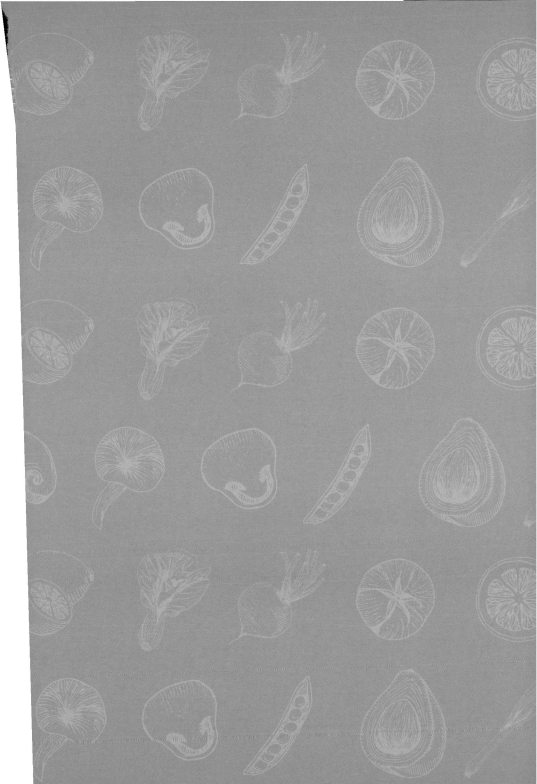